TRAITÉ ET HYGIÈNE

DE L'ALIMENTATION

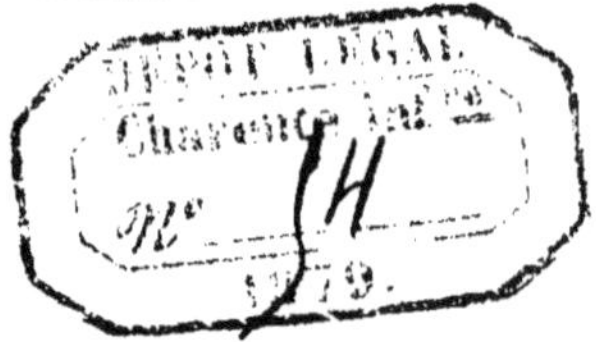

DES ANIMAUX DOMESTIQUES

Basé sur l'observation, d'après les lois de la physiologie

et de la thermochimie

Par A.-William DUBOURG

Médecin-Vétérinaire

Professeur départemental d'Agriculture, Membre correspondant de la Société vétérinaire

du Nord ; de la Charente-Inférieure

Membre de la Société d'économie politique nationale

de la Société Sciences et Arts de La Rochelle

Lauréat de la Société centrale de Médecine du Nord, etc.

LA ROCHELLE

IMPRIMERIE ADMINISTRATIVE E. MARTIN, RUE DE L'ESCALE. 20

1907

DE L'ALIMENTATION

ANIMAUX DOMESTIQUES

I

Définitions. — Composition du corps animal.

On désigne sous le nom d'aliment toute substance qui, introduite dans l'appareil digestif, est susceptible de fournir les éléments nécessaires à la réparation des tissus, à l'entretien de la chaleur animale et à l'accroissement de l'individu tant que son développement est incomplet.

On dit qu'un aliment est complet, lorsqu'il contient tous les éléments qui font partie des tissus animaux.

L'analyse chimique a démontré que les principes élémentaires qui entrent dans la composition du corps de l'animal sont les mêmes que ceux qui font partie constituante des plantes, des fourrages. Quelques-uns de ces éléments, tels que le chlore, le sodium, ne sont pas indispensables pour le végétal ; tandis que l'animal ne saurait vivre à l'état de santé parfaite si l'un ou l'autre de ces corps faisait défaut. La plante sert donc de trait d'union entre le règne minéral et le règne animal ; elle semble douée de propriétés absorbantes pour des substances qui lui sont indifférentes afin de les emmagasiner au profit du règne animal. Les dents et le tissu osseux contiennent des traces de fluor ; on ne saurait dire, dans l'état actuel de nos connaissances, quel est le rôle physiologique de ce corps, non plus que celui de la silice dans les plumes, la laine et les poils.

Toute substance végétale, comme toute substance animale, peut être divisée en deux parties : 1° la partie combustible, qui appartient exclusivement à la partie organique ; 2° la partie incombustible ou partie minérale, qu'on retrouve dans les cendres.

La partie combustible comprend les matières azotées et les matières grasses. Les principes azotés albuminoïdes, protéïques, gélatinoïdes et la substance cornée ont une composition qualitative à peu près semblable. Les albuminoïdes constituent la base de la substance musculaire et nerveuse, et de la plus grande partie des éléments solides du sang ou globules. L'albumine ou blanc d'œuf peut être considérée comme le type des principes albuminoïdes animaux.

Les gélatinoïdes ou collagènes se trouvent dans les tendons, la peau et tous les tissus connectifs, ainsi que dans la partie combustible des os et des cartilages.

La kératine ou matière cornée constitue la base de la corne, des poils, de la laine, des plumes. C'est pourquoi ces trois produits sont considérés comme des engrais azotés plus ou moins actifs. Tous ces éléments constituants du corps animal contiennent de 15 à 18 % d'azote.

La graisse ou suif est à base de stéarine, de palmitine, d'oléine et de margarine ; la graisse de porc, qui se fige entre 26° et 31°, est formée de ces quatre éléments. Le suif de bœuf fond à 39° ; il contient principalement de la stéarine unie à un peu de margarine et d'oléine. Le suif de mouton se compose de stéarine, d'un peu de margarine, de palmitine et d'oléine ; son odeur et sa saveur spéciales lui sont communiquées par l'acide hircique. Le beurre des femelles des mammifères a une composition plus complexe que les graisses déposées dans le tissu connectif ; il est formé de stéarine, de margarine, d'oléine, de butyrine, de caproïne, de caprine, de palmitine, de myristine et de butyne.

Boussingault, Dumas et Payen en France, Tiedman

et Gmelin en Allemagne pensaient que les graisses accumulées dans l'organisme des herbivores provenaient entièrement des corps gras contenus dans les fourrages. Ce fut en 1842 que Liebig, le premier, émit l'opinion que les animaux pouvaient former de la graisse de toutes pièces. Magendie, Boussingault et Persoz en France, Playfair en Angleterre établirent que les corps gras qu'on trouve dans le corps d'un animal peuvent dériver du dédoublement dans l'économie de la fécule ou des sucres. On ne saurait cependant nier que les matières grasses des aliments, une fois absorbées, passent dans le sang, pour ensuite être déposées dans le tissu adipeux, comme semblent le prouver les expériences de Munk et de Lebedeff. La matière protéïque peut, en se dédoublant, donner naissance à la graisse ou à des corps analogues, et on peut entretenir la vie rien que par l'emploi d'aliments albuminoïdes ; dans ce cas, il faut fournir à l'économie un poids de matières albuminoïdes incompatible avec une ration économique.

Les os contiennent la plus grande partie des principes incombustibles ou cendres. Dans un animal arrivé à un état d'engraissement parfait, on trouve 75 à 80 % de cendres provenant de la charpente osseuse, composées principalement de phosphate de chaux et de magnésie.

Les cendres provenant de la combustion du tissu musculaire contiennent du phosphate de potasse ; celles du sérum du sang, du phosphate de soude. Il est à supposer que dans le sang il se passe une double décomposition entre le sel marin et le phosphate de potasse du chyle, d'où résulte du phosphate de soude, qu'on retrouve dans le plasma sanguin, et du chlorure de sodium qui entre dans la composition des globules.

Les sels de potasse abondent dans le suint de la laine, dans la sueur des animaux, principalement dans celle du cheval, ainsi que dans le sérum du sang.

Selon le degré d'engraissement, les tissus du bœuf contiennent de 48 à 65 % d'eau : chez les jeunes animaux, cette proportion est beaucoup plus élevée, tandis qu'elle s'abaisse à mesure que les animaux se rapprochent de l'état adulte.

Le rapport des matières azotées et des cendres va toujours en augmentant de la jeunesse à l'état adulte ; mais, quel que soit l'âge, il est toujours relativement moins élevé chez les sujets soumis à l'engraissement, chez lesquels les matières grasses peuvent s'élever jusqu'à 32 % du poids total du corps dans l'espèce bovine, 48 % dans l'espèce ovine et 43 % chez le porc.

Toutes proportions gardées, c'est chez les bovidés qu'on trouve la plus forte quantité de matières azotées et minérales ; la prépondérance de ces dernières s'explique par le volume relativement considérable du squelette ; c'est aussi cette espèce qui fournit la moins grande proportion de matières grasses. Le rapport de la graisse aux constituants azotés et minéraux est toujours plus élevé chez le porc que chez les autres espèces.

(Suit le tableau.)

Taux moyen pour cent de la teneur en azote, acide phosphorique, potasse, chaux et magnésie chez les différents animaux domestiques, d'après Lawes et Gilbert.

ÉTAT DES ANIMAUX.	Az.	P²O⁵	Ko.	Cao.	Mgo.	OBSERVATIONS.
Veau gras.............	2,471	15,349	2,061	16,463	0,788	Az. : Azote.
Bœuf demi-gras........	2,781	18,390	2,045	21,114	0,846	P²O⁵ : Acide phospho-rique.
Agneau gras...........	1,974	11,257	1,664	12,808	0,515	Ko. : Potasse.
Mouton maigre	2,380	11,883	1,735	13,214	0,558	Cao : Chaux.
Vieux mouton demi-gras	2,278	11,988	1,681	13,503	0,524	Mgo. : Magnésie.
Mouton gras...........	1,991	10,404	1,483	11,844	0,484	
Porc maigre...........	2,196	10,660	1,963	10,792	0,532	
Porc gras.............	1,773	6,544	1,380	6,359	0,321	
Bœuf gras.............	2,333	15,514	1,759	17,919	0,611	

D'après ce tableau, il est facile de se rendre compte de la somme de principes fertilisants exportés de la ferme par l'élevage des animaux domestiques. La toison d'un mouton en bon état contient souvent plus de potasse que l'ensemble de toutes les autres parties du corps d'un animal tondu, selon que la laine est surge ou lavée ; la teneur en azote de cette toison oscille entre 9,44 et 5,4 % ; celle de l'acide phosphorique est d'environ 0,18 %.

Considérons une vache produisant environ 2,000 litres de lait par an ; si ce lait est porté sur le marché, la perte en principes fertilisants sera de 12 kilos 8 d'azote, 3,8 d'acide phosphorique, 3,4 de potasse, soit par litre 6 gr. 4 d'azote, 1 gr. d'acide phosphorique et 1 gr. 7 de potasse. La perte sera sensiblement la même par l'exportation du fromage, tandis qu'elle sera à peu près nulle lorsque le beurre seul sera exporté et que le petit lait sera consommé par les animaux de la ferme.

L'augmentation de poids d'un animal soumis à l'engraissement provient principalement de la formation de la viande ; un accroissement de 100 kilos de poids vif correspond chez le bœuf, quelle qu'en soit la race, à 0 k. 8 d'azote, 0,43 d'acide phosphorique et 2,80 de potasse, et chez le porc à 2 k. 60 d'azote, 0,46 d'acide phosphorique et 0,39 de potasse.

Pendant une période d'engraissement de six mois, un bœuf convenablement et largement nourri s'accroît, d'après Lawes et Gilbert, de 70 à 75 % en substance sèche totale consistant en :

Graisse, 60 à 65 % ;
Chair, substance azotée, 7 à 8 % ;
Matières minérales, 1 1/2 %.

Le mouton, dans l'espace de plusieurs mois, s'ac-

croit de 75 °/₀ en substance sèche totale, consistant
en :

     Graisse, 60 à 65 °/₀ ;
     Chair, 7 à 8 °/₀ ;
     Matières minérales, 1,75 °/₀.

L'accroissement du porc durant les deux à trois
premiers mois de l'engraissement varie entre 67,5 et
72,5 de substance sèche totale :

     Graisse, 60 à 65 °/₀ ;
     Chair, 6,5 à 8 °/₀ ;
     Matières minérales, 1 °/₀.

Si l'opération est poussée plus loin, de manière à
avoir un porc gras pour la production du lard ou de
la graisse, l'accroissement consiste principalement en
graisse et moins en chair et matières minérales.

Cependant chez un jeune sujet l'augmentation de
poids est la conséquence du développement des muscles
et du squelette ; les tissus sont aussi plus riches en
eau. De sorte que, toutes choses étant égales d'ailleurs,
une quantité d'aliments de même nature produira une
augmentation de poids vivant plus considérable que
chez un adulte. L'augmentation de poids dû à l'engraissement pendant la période de croissance correspond à peu près à huit ou neuf parties de matière
grasse fixée pour une de matière azotée ; cette proportion est encore plus élevée si on conduit l'opération
jusqu'aux dernières limites de l'engraissement.

II

Principes immédiats des aliments.

Lorsqu'un végétal se trouve placé dans un milieu
convenable, qu'il a à sa disposition les principes mi-

néraux nécessaires à son développement : eau, azote nitrique, acide phosphorique, potasse, chaux, etc , il a le pouvoir, à la faveur de la lumière solaire, d'élaborer les principes qui plus tard feront partie intégrale de lui-même. Pendant que s'accomplissent les processus de végétation, le végétal emmagasine une certaine quantité de chaleur.

Il est indispensable que l'animal trouve tout formés dans ses aliments les éléments qui lui sont nécessaires. La chaleur extérieure même ne lui suffit pas pour entretenir la température du corps, c'est le végétal qui doit lui céder le calorique indispensable, calorique déjà emmagasiné pendant la période de végétation, qui est actuellement à l'état latent, à l'état potentiel ; ce calorique redeviendra sensible, passera à l'état de calorique cinétique à la faveur des combustions qui s'opèrent d'une manière continue dans l'organisme animal. Il y a pour ainsi dire transmutation de force. Cette combustion est aussi la source de la chaleur nécessaire pour produire un travail donné, chaleur et force n'étant qu'un seul et même phénomène sous des manifestations différentes. On peut dire que la plante emmagasine la force de la chaleur solaire que l'animal utilise. L'une est producteur et l'autre consommateur.

Dans certains traités élémentaires de zoologie, on désigne à tort, sous le nom d'aliments, les principes immédiats.

On désigne sous le nom de principes immédiats les corps que l'on extrait de l'organisme végétal ou animal à une première analyse conduite avec des moyens aussi peu destructeurs que possible. Ce sont des composés chimiques très complexes, dont le poids moléculaire de quelques uns est très élevé. Chimiquement parlant, on divise ces principes en deux classes :
1° les principes azotés quaternaires ou albuminoïdes ;

2° les principes ternaires non azotés composant deux groupes : les graisses et les hydrates de carbone. Tous ces composés qu'on retrouve dans l'organisme ne sont séparés entre eux que par des caractères de structure moléculaire. Les fonctions de chacun de ces principes sont très distinctes ; les premiers entrent dans la trame même des tissus, des cellules qui composent l'organisme ; les seconds imprègnent les tissus, y forment des dépôts plus ou moins circonscrits, aussi ne participent-ils pas à leur constitution, ils ne sont chimiquement liés avec eux que d'une façon très lâche. Les premiers, c'est-à-dire les principes albuminoïdes, sont des substances plastiques, ou formatrices de viande, comme les appellent les Anglais (*flesh-former*) ; les seconds sont des substances énergitiques qui libèrent l'énergie dont ils sont fournis au profit de l'organisme pour assurer la chaleur et les travaux mécaniques. Disons un mot sur chacun de ces principes immédiats auxquels nous devons ajouter les amides et les sels minéraux.

Les albuminoïdes ou aliments plastiques sont à base d'azote organique. Qu'on les considère comme provenant des graines des légumineuses ou des céréales, des pailles ou des foins, des racines, du sang, du lait, de la viande, etc., ils ont toujours la même composition qualitative en principes élémentaires ; seul l'agencement moléculaire est variable pour donner à chacun d'eux la consistance, les propriétés physiques qui lui sont propres.

Le blanc d'œuf, nous l'avons déjà dit, est le type des principes albuminoïdes. Le fromage, qui est un mélange en proportions variables de caséine coagulée et de beurre, peut aussi être considéré comme un aliment albuminoïde.

Si on prend une poignée de farine de froment,

qu'on la malaxe sous un léger filet d'eau, jusqu'à ce que l'eau passe parfaitement limpide entre les doigts, il reste dans la main une substance élastique désignée sous le nom de gluten qui constitue la matière albuminoïde du blé. Toutes les plantes, tous les fourrages contiennent en plus ou moins grande quantité un principe identique, dont la composition, quoique très complexe, est analogue et varie entre 48,5 et 53,8 % de carbone, 6,5 à 7 % d'hydrogène et 15 à 18 % d'azote, plus une certaine quantité de phosphore à l'état de combinaison organique. Une alimentation riche en principes azotés, c'est-à-dire en albuminoïdes, tend à produire proportionnellement un accroissement plus fort en charpente osseuse et en chair, surtout chez les animaux en voie de croissance.

Les albuminoïdes des fourrages contribuent non seulement au développement de la substance musculaire, mais aussi à celui des autres produits azotés tels que poils, laine, tendons, corne, tous riches en principes collagènes ou gélatinoïdes. Les albuminoïdes participent aussi, comme nous le démontrerons plus tard, à la formation de la graisse, et par contre, surtout lorsque la ration est mal balancée, à la production du travail mécanique, travail qui revient alors à un prix maximum. Leur rôle essentiel, on ne saurait trop le répéter (c'est le but qu'on doit s'efforcer d'atteindre), est de contribuer au développement de l'animal ; en cela les albuminoïdes ne peuvent être suppléés par aucun autre principe immédiat, sauf les réserves que nous ferons en parlant des amides. C'est donc avec raison qu'on leur a donné le nom d'aliments plastiques et de producteurs de viande. La ration qu'on a à tort appelée ration d'entretien, c'est-à-dire la ration qui a pour but d'entretenir l'animal dans un état tel qu'il n'augmente ni ne diminue de poids, doit contenir une certaine proportion de principes albuminoïdes afin de réparer les pertes constantes des organes, pertes qui résultent dans ce cas d'un travail nécessaire à l'accomplissement des fonctions physiologiques ; il est vrai que la proportion dans certaines circonstances que nous aurons à examiner est relativement faible eu égard à celle que réclame une ration de production ; mais ils n'en sont pas moins indispensables à l'entretien de la santé et de la vie.

Les principes azotés albuminoïdes sont transformés par oxydation dans l'organisme en urée, acide urique, acide hippurique, etc. La quantité d'urée rejetée journellement par les urines et la transpiration représente environ le tiers de la substance albuminoïde qui lui a donné naissance.

Dans tous les aliments, à côté des principes albuminoïdes ou protéïques, on trouve des corps moins complexes, contenant moins d'hydrogène et d'oxygène, en général cristallisables, qui semblent provenir des albuminoïdes par voie de dédoublement, qu'on désigne sous le nom d'*amides* ; tels sont les principes actifs du café ou caféine, du thé ou théobromine, l'asparagine, etc. Jusqu'à ce jour on a considéré ces produits comme des aliments très imparfaits ne pouvant pas reproduire la trame vivante des tissus, mais qui par leur combustion au sein de l'organisme peuvent produire une certaine quantité de chaleur et à ce titre devraient être pris en considération. Quelques-uns de ces produits, par leur arome ou leur saveur, deviennent des excitants de l'estomac et des nerfs gustatifs ; ils agissent aussi comme de vrais condiments. La découverte du dédoublement des albuminoïdes en corps amides ou amines cristallisables avant d'être assimilés, les expériences de Lowi, sont de nature à modifier l'opinion ancienne. Il est aujourd'hui in-

contestable que certains de ces composés azotés ont
une valeur nutritive qui se rapproche sensiblement
de celle des albuminoïdes proprement dits. Il y a là
un nouveau champ de recherches pour ceux qui s'occupent de chimie biologique.

Les corps gras qui se trouvent dans les végétaux
sont de même nature que ceux qu'on rencontre dans
l'organisme animal : ils sont ou emmagasinés pour
produire de la graisse ou dédoublés pour être brûlés
sous forme de glycose pour produire de la chaleur ou
du travail mécanique ; mais la chaleur dégagée pendant la transformation en glycose par l'oxydation
incomplète des graisses est une chaleur perdue, excrémentitielle, stérile au point de vue de l'énergitique
musculaire. Les corps gras accumulés subissent une
transformation dans leur agencement moléculaire,
mais leur composition chimique demeure la même.
Les aliments gras sont ceux qui ont la plus grande
valeur comme producteurs de force à cause de leur
puissance glycogène.

Les graines de lin, de chènevis, de moutarde, d'arachide, etc., contiennent une telle quantité de corps
gras qu'elles font l'objet d'une exploitation industrielle pour l'extraction de l'huile. Le fait est trop
connu de tous pour qu'il soit nécessaire d'insister sur
la présence des corps gras dans les fourrages. La
farine de maïs est d'une conservation difficile à cause
de la proportion de corps gras relativement élevée
qu'elle contient et qui provoque le rancissement. Les
corps gras des céréales sont remarquables par le
phosphore qu'ils contiennent ; c'est pourquoi les
céréales ont un rôle si important dans l'alimentation
et le fonctionnement du tissu nerveux.

Les hydrates de carbone proprement dits, tels que

l'amidon, le sucre, n'ont pas besoin d'être définis ; toutes les parties des plantes en contiennent en plus ou moins grande quantité. Les graines des céréales, les pommes de terre, sont riches en amidon ; les betteraves, les tiges de maïs, les carottes sont riches en matières sucrées. Les pentosanes sont des gommes qu'on peut rapprocher de la gomme arabique, on les avait désignés jusqu'ici sous le nom général de mucilages : les mauves, la carotte, la betterave, le topinambour sont riches en principes mucilagineux ou pentosanes. La surface de la paille est recouverte d'une couche gommeuse qui n'est autre qu'une pentose. Les grains en état de germination donnent aussi une pentose. Si on fournit des nitrates au maïs en germination, les pentosanes disparaissent assez rapidement des grains, mais en plus faible proportion dans les tiges et les racines, les albuminoïdes deviennent plus abondants. Il semblerait donc qu'en donnant du nitrate de soude comme engrais on augmenterait la proportion des principes azotés, surtout pour les fourrages racines, ou tout au moins on faciliterait leur production. D'une manière générale, les principes non azotés des fourrages contiendraient de 20 à 30 % de pentosanes, dont 58 % sont incapables d'être digérés et 42 % ne sont pas assimilés. Il y a tout intérêt à connaître ces faits, puisque les fourrages distribués aux animaux peuvent contenir jusqu'à 16 % de pentosanes de la matière sèche totale.

La cellulose ou fibre végétale, dont les personnes étrangères aux connaissances chimiques peuvent se faire une idée par les fils de lin, de chanvre, par le papier, subit aussi des transformations dans l'appareil digestif, qui la rendent assimilable, surtout chez les ruminants.

Tous les hydrates de carbone sont composés de carbone d'oxygène et d'hydrogène ; ces deux derniers éléments entrent dans la combinaison dans des proportions définies pour former' de l'eau. La pectine, la lignine, les acides minéraux doivent être compris dans cette catégorie. L'alcool se conduit, au point de vue alimentaire, lorsqu'il est contenu en faible quantité dans la ration, de la même manière que les hydrates de carbone. Nous persistons à croire qu'on a donné une fausse interprétation aux derniers travaux d'Atwater et Bénédict, car rien dans le mémoire original n'autorise à dire que l'alcool est un aliment ; d'après ces auteurs, il ne cède rien à l'organisme ; 1 gramme d'alcool serait isodyname de 1 gr. 73 d'hydrates de carbone ou de 0 gr. 78 de corps gras. Il est vrai que dans ces expériences l'alcool s'est montré bon protecteur des corps gras ; mais il n'en a pas été de même pour la protéine, surtout sur les sujets qui n'étaient pas *accoutumés* à l'alcool. Qu'adviendrait-il chez les animaux ? « Les expériences ne prouvent pas qu'une partie de l'énergie potentielle de l'alcool fût transformée en énergie cinétique, quoiqu'elles permettent de le supposer. Elles impliquent en ce qui concerne l'utilisation de l'énergie totale qu'il y a un léger avantage économique en faveur de la ration ordinaire, comparée à la ration à l'alcool, surtout lorsque les sujets sont soumis à un fort travail musculaire ; mais la différence se trouve dans les limites des erreurs possibles, et est trop faible pour avoir une conséquence pratique. En moyenne elle fut de 1 % de l'énergie totale de la ration et atteignit péniblement 5 % de l'énergie de l'alcool. Il résulte de là que l'énergie de l'alcool fut utilisée presque aussi complètement, sinon autant, que celle des corps gras, du sucre et de l'amidon qu'il remplaçait (1). »

---

(1) Neuvième conclusion du travail d'Atwater et Bénédict, page 288 du mémoire original. Washington, 1902.

Les hydrates de carbone constituent l'élément dominant de la plante, ils sont le plus généralement détruits par la combustion animale après leur transformation en glycose et, comme les aliments gras, participent à la production de la chaleur et de la force ; une partie de ceux contenus dans la ration subissent des transformations et contribuent à la formation de la graisse. Ce phénomène est constant pour toute ration économique bien composée. Si les hydrates de carbone et les matières grasses ne contribuent pas directement à la formation de la viande, ils ont un rôle protecteur à remplir en empêchant que les matières albuminoïdes ne soient détruites pour l'entretien de la chaleur animale. On ne saurait donc trop porter son attention sur la composition de la ration en se rendant compte si les matières azotées et non azotées s'y trouvent dans des proportions convenables.

La valeur des éléments constituants de l'aliment, comme producteurs de force et de chaleur, dépend, a-t-on dit jusqu'ici, de la chaleur développée pendant leur oxydation, confondant ainsi les éléments azotés et les éléments carbonés. Il y a cependant une distinction à établir : les premiers sont bien aussi des corps carbonés, mais qui ne sauraient être remplacés par les seconds dans le jeu des échanges interorganiques, quand il s'agira de remplir leurs fonctions plastiques, tandis que les premiers peuvent se substituer aux seconds pour remplir leurs fonctions énergitiques. Non seulement cette substitution est possible, mais le rôle de la molécule de carbone des albuminoïdes n'est jamais nul. Comme nous le verrons plus tard, cette molécule se détache par hydratation sous forme de graisse. Aujourd'hui, d'après les travaux de M. Chauveau, il est mieux de dire que la valeur d'un aliment dépend de son pouvoir glycogénitique, la chaleur de combustion du glycogène étant prise comme unité de mesure.

Les cendres du corps de l'animal, c'est-à-dire la partie minérale, sont les mêmes que celles qu'on trouve dans les plantes après la combustion, l'animal fait une sélection selon les besoins de l'organisme. Nous ne nous arrêterons pas sur cette question, nous ne dirons qu'un mot au sujet de quelques composés minéraux qui ont une certaine importance au point de vue de l'accomplissement des phénomènes de nutrition.

Les sels minéraux proviennent des aliments que l'animal consomme journellement, le soufre et le phosphore qui entrent dans la constitution des composés organiques des végétaux sont transformés en acide sulfurique et phosphorique qui se combineront avec les bases des carbonates de potasse et de soude résultant de la double décomposition qui a eu lieu dans l'organisme, soit dans les cellules, soit dans le plasma sanguin, formeront ainsi des phosphates et des sulfates qui seront éliminés par les urines. Mais les plantes sont beaucoup plus riches en composés organiques potassiques qu'en composés organiques sodiques, d'où la nécessité d'introduire dans la ration une certaine quantité de chlorure de sodium ; on activera ainsi le mécanisme vital et on fournira un élément, l'acide chlorhydrique, indispensable pour la sécrétion normale et régulière du suc gastrique.

Les sels de chaux et de magnésie ne sont pas moins indispensables pour l'entretien de la vie ; ils se trouvent dans l'économie sous forme de sels organiques unis aux lécithines ou lécithalbumines, sous forme semi-organique ou organique solubles ou insolubles tels que sulfates, lactates, phosphates. La magnésie prédomine dans le cerveau, les globules du sang ; c'est surtout

dans les graines que les animaux la trouvent à l'état
de phosphate. La chaux domine dans le tissu osseux,
conjonctif et cartilagineux, c'est aussi la base des
parties foliacées des plantes. Les sels de chaux sont
nécessaires à la constitution du sang comme antihé-
mostatiques et excitants des contractions du cœur.
Les sels de chaux et de magnésie peuvent être assimilés à l'état minéral, mais cette assimilation se fait
infiniment mieux si ces deux corps sont à l'état de
combinaison organique.

Le fer est indispensable à la constitution des globules sanguins; l'absorption de ce métal à l'état de
sels à acides minéraux ou organiques est aujourd'hui
résolue positivement. Le soufre n'est transformé que
pour les 4/5e en acide sulfurique, la différence entre
en combinaison avec certains composés organiques
qui sont éliminés par les urines ou la sueur.

Un des corps les plus indispensables à la fixation de
la matière albuminoïde par les animaux et aussi à
leur accroissement, c'est le phosphore. Les aliments
en contiennent plus ou moins soit à l'état de phosphates ou de composés phosphorés organiques. L'emploi des engrais phosphatés, dans les prairies naturelles
surtout, contribuera à entretenir une flore composée
de plantes riches en éléments phosphorés ; c'est
peut-être le moyen le plus pratique d'introduire cet
élément dans l'organisme animal, car c'est surtout et
presque exclusivement sous la forme organique que le
phosphore est assimilé. Nous n'irons pas jusqu'à dire
qu'à l'état minéral son action est tout à fait nulle, car,
si le composé est soluble en concentrant les solutions
internes, il favorise le mouvement d'exosmose et con-
tribue ainsi à l'assimilation des composés phosphatés organiques tenus en dissolution dans les liquides internes en facilitant leur diffusion, assimi-

lation qui bien souvent ne se fait pas parce que les solutions sont trop diluées faute de trouver dans l'alimentation les éléments nécessaires à leur concentration. Les dernières expériences de MM. Gilbert et Posternack ont démontré combien peu efficaces étaient les composés phosphatés minéraux. Si pour une raison ou pour une autre on se croit obligé d'avoir recours à l'administration de phosphates, c'est sous la forme organique de phytine (anhydroxyméthylène diphosphate calcique) qu'il faut les donner.

En résumé l'animal ne crée rien, il faut qu'il trouve dans son alimentation tous les éléments qui lui sont nécessaires. Comme les machines industrielles, c'est un transformateur et les produits de la transformation sont en raison directe de la qualité des matières premières (fourrages) et des aptitudes plus ou moins développées de la machine transformatrice. Donc en matière d'élevage il y a toujours deux points essentiels à considérer : les fourrages et les qualités ou aptitudes de l'animal. Ce sont là deux facteurs inséparables. Avec une mauvaise machine, on n'obtiendra que des rendements minima, ainsi qu'avec des matières premières de qualité inférieure.

III

De la digestion.

La digestion a pour but de transformer les parties solides de l'aliment, de les rendre plus facilement absorbables. Certains hydrates de carbone tels que le sucre sont déjà diffusibles et ne nécessitent aucun travail de digestion ; d'autres, tels que l'amidon et la cellulose, sont insolubles. La digestion des hydrates de carbone commence dans la bouche, sous l'action de la salive, qui convertit l'amidon en sucre de maltose. C'est pourquoi il faut que les aliments constituant la ration soient présentés de manière que les animaux soient obligés de bien les mastiquer. Chez les ruminants, l'action de la mastication, qui a aussi pour but de diviser les aliments, se prolonge pendant leur séjour dans le rumen, d'où ils retournent dans la bouche pour subir une deuxième mastication qu'on appelle la rumination. La réduction de la cellulose ne commence guère que dans la panse sous l'action de différents ferments tels que le *bacillus amylobacter* ; tandis que chez les solipèdes la digestion de la cellulose a lieu dans le cæcum, après que la masse alimentaire a déjà subi l'action des sucs digestifs. Cette différence explique pourquoi les ruminants tirent un meilleur parti des aliments grossiers. Les fibres des fourrages étant dissociées dans le rumen, les éléments que ces fibres tiennent emprisonnés, principalement l'amidon, sont attaqués avec plus d'énergie par les sucs digestifs et élaborés d'une manière plus complète. La cellulose des tissus nouvellement formés est presque entièrement dissoute, c'est pourquoi les fourrages verts sont d'une digestion plus facile et donnent des résultats plus prompts que les fourrages secs. L'action du bacillus amylobacter se fait aussi sentir énergiquement sur l'amidon, le travail se continue ensuite dans les intestins.

Le suc pancréatique hydrate l'amidon, le transforme en maltose et est converti en dextrose dans les intestins. Le sucre de canne est converti en dextrose et en lévulose, et le sucre de lait en dextrose, galactose et acide lactique. La dextrose, la glucose, la maltose, la lévulose sont des principes hydro-carbonés appartenant à la famille du sucre, qui sont directement assimilables, ou mieux facilement transformés en

glycose. La cellulose, en se transformant, donne naissance à de l'acide acétique, butyrique, carbonique et à
de l'hydrogène carboné ; ces deux derniers constituent
la plus grande partie du gaz qui se produit lorsqu'il
y a météorisation.

Chez les jeunes animaux à la mamelle, le suc pancréatique contient peu d'amylase, son pouvoir transformateur est très faible et ne se constitue que très
lentement Il en résulte que les *féculents* sont mal
tolérés par les jeunes animaux, après la lactation, et
peuvent devenir l'occasion de ces diarrhées graves
qu'on observe notamment chez les veaux. De là l'indication d'apporter quelques précautions dans le
sevrage et de substituer progressivement le régime
nouveau au régime du lait. Le gluten, pouvant remplir
le rôle de diastase, favorise la digestion des farines,
tandis que la fécule brute, si elle n'a pas subi un
commencement de saccharification, soit par le mal-
tage, soit par la peptonisation, soit par le chauffage,
est toujours mal supportée.

Les matières albuminoïdes, a-t-on dit jusqu'à ce
jour, sont peu diffusibles, c'est-à-dire qu'elles se ré-
pandent très lentement dans l'eau et les divers liquides
et qu'elles passent très difficilement à travers les
membranes animales et toutes les substances à texture
non cristalline. Arrivées dans l'estomac ou dans la
caillette chez les ruminants, elles se trouvent en contact
avec le suc gastrique, dont la sécrétion peut être
activée par l'addition d'un peu de sel à la ration. A la
faveur des mouvements péristaltiques de l'estomac,
les diverses portions de la matière en digestion se
mélangent plus ou moins complètement et peuvent
réagir les unes sur les autres. Les parties digérées,
transformées en peptones, sont absorbées directement,
ce qui permet au suc gastrique de conserver toute son

activité, car, si les produits de la digestion s'accumu-
laient dans l'estomac, ils retarderaient l'action du suc
gastrique. Les parties non absorbées par les parois
stomacales portent le nom de chyme et passent dans
l'intestin grêle où leur transformation se continue
sous l'action de la bile, du suc pancréatique et du suc
intestinal. La bile n'a aucune action sur les matières
azotées protéiques, tandis que le suc pancréatique a
une action environ dix fois plus énergique que celle
du suc gastrique ; il continue donc l'action déjà commencée dans l'estomac.

La salive, les sucs gastrique et pancréatique doivent
leurs propriétés aux ferments solubles ou diastases
qu'ils contiennent, tels que la ptyaline pour la salive,
la pepsine pour le suc gastrique et la trypsine pour le
suc pancréatique.

Tels sont succinctement résumés les divers phénomènes de la digestion. Mais depuis les travaux de
Lawrow, de Zuntz, de Langstein, les idées sont en
train de se modifier ; les résultats de ces travaux ont
une conséquence pratique considérable, comme nous
le verrons plus tard. Les animaux reçoivent les
matières azotées sous forme d'albuminoïdes, c'est donc
l'albumine qui marque l'état initial, tandis que l'acide
carbonique, l'eau, l'ammoniaque, résultats des combustions de l'albumine pendant sa migration à travers
l'organisme, marquent l'état final et sont rejetés à
l'extérieur. Ce serait une erreur de croire que le plan
de partage de l'animal et du végétal commence dans la
bouche avec les premiers phénomènes chimiques de la
digestion ; en réalité ce plan de partage ne se trouve que
dans les parois intestinales. Jusque-là, toutes les réactions qui ont décomposé, réduit en quelque sorte les
tissus des aliments, sont restées extérieures à l'animal
et d'ordre purement chimique ; ces réactions, c'est-à-

dire l'action digestive, se poursuivent jusqu'à ce que les albuminoïdes aient été dédoublés en principes cristallisables qui représentent l'azote absorbé. « La forme initiale de l'azote n'est plus dans les animaux les albuminoïdes de transformation, comme les différents peptones, mais des corps en réalité plus simples. » Ces corps, en traversant la muqueuse digestive, recomposent *de suite* par mode de synthèse les albuminoïdes du sang et du chyle ; c'est cette recomposition immédiate qui a donné le change et qui a pu faire croire à une absorption sous forme de peptones. La digestion pepsique ne s'arrête nullement à la formation de peptones ; mais elle se poursuit jusqu'à production de lysine, tyrosine, de putrescine et de cadavérine. L'absorption de l'estomac comparée à celle de l'intestin est très faible, elle s'exerce néanmoins sur les produits cristallisables résultant de la digestion stomacale, parce qu'ils sont résorbés à mesure de leur production.

Kutscher a montré, par l'étude de la digestion tryptique, que les albuminoïdes transformés en peptones sont entièrement ramenés à l'état de lysine, tyrosine, leucine, arginine, histidine, ammoniaque, acide asparginique et glutamique, et d'après Emerseen la tyrosine elle-même est ramenée à l'état d'oxyphénylithylamine par perte de CO_2. Dans les digestions artificielles, la transformation est lente, il faut quelques heures pour voir apparaître les corps caractéristiques de cette transformation, tandis que dans la digestion normale les corps cristallisables apparaissent en peu de temps. Cependant on ne les trouve ni dans le sang, ni dans le chyle, ni même dans les parois intestinales ; on a conclu de là qu'ils se synthétisaient immédiatement pour former des substances albuminoïdes semblables à celles dont ils dérivent.

Cette supposition se trouve corroborée par l'expérience de Lowi, qui a tenu un chien en équilibre d'azote pendant cinq semaines en le nourrissant avec les produits d'une auto-digestion pancréatique, l'animal gagna même quelques centaines de grammes. Une autre raison semble encore plaider en faveur de la formation synthétique des albuminoïdes dans le corps des animaux, c'est que chacun d'eux a ses substances albuminoïdes en quelque sorte spécifiques ; ces corps se ressemblent assez étroitement d'un animal à l'autre, on peut même dire qu'ils sont identiques si on en juge par les réactions chimiques ; cependant, si on injecte de l'albumine d'un animal dans le corps d'un autre animal, elle se comporte comme un corps étranger et donne lieu à une réaction défensive par la formation d'une substance qui a le pouvoir de produire la coagulation. Pour aussi semblables qu'ils soient aux siens, l'animal n'utilise donc pas les produits du dehors tels qu'ils lui sont présentés, il les décompose d'abord pour les recomposer et leur donner l'individualité qui les fait siens.

Ce sont là des faits qu'il est bon de retenir et dont les conséquences pratiques ont été mises en relief par nous pour la première fois.

Nous arrivons ainsi à dire un mot de l'assimilation, phénomène en vertu duquel les substances du milieu extérieur prennent la composition de l'être qui les a consommées. De dissemblables qu'elles étaient, ces substances deviennent identiques à celles de l'être vivant ; le milieu fournit les éléments, l'être vivant donne à ces éléments le groupement particulier qu'ils ont en lui ; en un mot l'assimilation est une véritable synthèse. Quelle que soit la nature des structures mises à la disposition de l'être vivant, il n'en utilise aucune directement ; il commence par les détruire pour les recomposer ensuite, nous ne connaissons dans ce phénomène que l'état initial et l'état final. Les principes immédiats que l'animal utilise sont de deux ordres : les uns plastiques, c'est-à-dire étroitement constitutifs du protoplasma vivant, les autres énergitiques, c'est-à-dire accumulés en lui à l'état d'enclaves destinés à fournir au protoplasma l'énergie nécessaire pour l'accomplissement de ses fonctions. Les premiers sont des corps azotés quaternaires dits protéiques ou albuminoïdes ; les seconds sont des corps ternaires hydrocarbonés tels que les graisses, les hydrates de carbone. Les uns et les autres sont spéciaux aux individus auxquels ils appartiennent, et comme règle générale on peut admettre qu'ils sont formés par synthèse et détruits par voie analytique : les uns et les autres subissent une assimilation et une désassimilation. Les premiers en s'assimilant forment, par condensation croissante, des éléments morphologiques visibles sous forme de tissus et d'organes ; les seconds s'arrêtent à la forme moléculaire, telles que les gouttes de graisse qui gonflent les cellules du panicule adipeux ou des granulations simples comme celles du glycogène dans les cellules du foie.

M. Chauveau a donné le nom d'histopoïèse à la formation incessante du protoplasma cellulaire par la substance plastique, et celui d'hystolyse à leur destruction incessante aussi, qui se poursuit jusqu'au terme urée ou corps similaires chez les vertébrés, terme qui mesure le courant d'azote qui traverse l'organisme. L'histopoïèse c'est l'assimilation dans l'acception propre du mot, et le courant d'azote qui circule dans l'être vivant est l'expression même de la manifestation vitale de l'individu ; la synthétisation des principes immédiats venant de l'extérieur, après leur réduction à l'état de corps cristallisables, ne nécessite que fort peu d'énergie, de même que la destruction incessante des principes organisés ; en un mot la synthèse histologique ne saurait être considérée que comme le prolongement de la synthèse chimique dans l'être vivant. Mais, à mesure qu'un organe fonctionne, il libère de l'énergie, aussitôt il reconstitue ses réserves dans la mesure dont il est capable, car le protoplasma n'a qu'une capacité limitée pour les dépôts des corps carbonés qu'il peut recevoir. Si le repos de l'organe se prolonge, s'il ne dépense pas l'énergie en réserve, il se produit un temps d'arrêt ; si au contraire la fonction est active, il y aura une plus forte consommation et les réserves se reconstitueront de plus belle, et comme conséquence du fonctionnement de l'organe, il y aura non seulement reconstitution des réserves, mais aussi une assimilation plastique plus active, ce qui explique ce vieil adage : Plus un organe fonctionne, plus il se développe. On sait très bien que les muscles souvent exercés grossissent, accroissent leur puissance et acquièrent une plus grande aptitude à utiliser l'énergie en réserve. L'excitation est une des conditions essentielles de la vie : un être, un élément auquel on supprime toute excitation est condamné à disparaître au même titre que si on lui supprimait ses substances ou ses énergies de remplacement. En faisant croître l'excitation et, partant, le fonctionnement jusqu'à une certaine limite, on se placera dans de meilleures conditions dont l'être vivant bénéficiera. L'activité donnée au circulus énergitique aura une répercussion sur le circulus plastique, qui, à la longue, mais à la longue seulement, sera aussi quelque peu exagéré sans atteindre toutefois une intensité égale à celle du premier, mais l'élément mis en action gagnera quelque chose en substance organisée et en puissance, et

on évitera l'atrophie relative qui est toujours la conséquence du trop peu d'activité. C'est pourquoi nous
nous sommes souvent demandé si on avait raison de
mettre au repos absolu pendant la première période
d'engraissement les animaux, surtout les jeunes, qui
sont nourris à l'étable. Le repos au sein de l'abondance,
comme disait Baudement, ne se justifie que lorsque
la masse musculaire a acquis son plein développement. On trouve aussi la raison pour laquelle les
animaux d'embouche sont plus recherchés et donnent
un rendement en viande (chair musculaire) plus élevé
que les animaux engraissés à l'étable.

Les corps gras sont maintenus à l'état liquide par
la chaleur du corps, quelques auteurs supposent qu'ils
sont susceptibles d'être absorbés sans aucune transformation ; ce qui semble donner certain crédit à cette
manière de voir, c'est la saveur particulière que
donnent à la viande certains aliments riches en corps
gras, saveur qui permet de reconnaître la nature des
substances consommées. Munk, ayant fait entrer le
suif de mouton dans la ration d'un chien auquel il
avait préalablement fait épuiser ses réserves de graisse
par un jeûne prolongé, trouva à l'autopsie de ce chien
une graisse ayant tous les caractères de la graisse de
mouton, fondant à 40°, tandis que celle du chien fond
à 20°.

Il est cependant des fourrages qui doivent la fâcheuse
propriété de communiquer un mauvais goût à la
viande, à des essences particulières ; tels sont ceux
qui appartiennent à la famille des crucifères ; les
lapins de choux sont légendaires. Dans tous les cas,
les corps gras sont émulsionnés et divisés en goutte-
lettes extrêmement fines qui ne tardent pas à se réunir
entre elles et qui, dans cet état, sont aptes à traverser
les villosités des membranes intestinales lorsqu'ils

arrivent en contact avec la bile. L'action du suc pancréatique vient s'ajouter à celle de la bile, comme cela a été démontré par Longet et Collin.

Le suc pancréatique transforme l'amidon cru ou cuit en dextrine et en sucre, il continue donc l'action de la salive. Le rôle de la bile n'est pas aussi nettement démontré ; on sait qu'il existe dans le foie un ferment capable de transformer en sucre les matières glycogènes, et il est permis de supposer que ce ferment peut apparaître dans la bile ; dans tous les cas, il n'exercerait son action que sur l'empois d'amidon. Le rôle incontestable de la bile est surtout de s'opposer à la fermentation putride du contenu de l'intestin.

IV

Valeur alimentaire des fourrages.

La valeur nutritive d'un aliment dépend : 1° de sa composition ; 2° de sa digestibilité.

La première nous indique la richesse en principes albuminoïdes, en hydrates de carbone, corps gras et sels. La seconde nous donne une idée plus ou moins exacte de la proportion de ces principes qui seront cédés à l'organisme animal sous l'action des différents phénomènes de la digestion.

Les matières albuminoïdes contiennent de 15 à 18 % d'azote. Pour calculer la valeur d'un fourrage en principes azotés, on prend le nombre moyen 6,25, qu'on multiplie par la teneur totale d'azote. Ainsi un fourrage qui donnerait à l'analyse 6 % d'azote équivaudrait à un fourrage contenant 37,50 % de matières albuminoïdes. Cette manière d'apprécier la valeur d'un aliment n'est pas très exacte. L'azote peut se trouver à l'état d'amides ou sous forme minérale, comme cela arrive pour les racines et même pour les foins nouvellement récoltés sur des prairies traitées au nitrate de soude. Cependant ce mode d'appréciation a suffi jusqu'à ce jour pour les besoins de la pratique courante.

Dans le tableau suivant nous donnons la proportion moyenne pour cent d'albuminoïdes contenus dans la matière azotée totale des principaux fourrages :

Tourteaux	94,4	Pailles diverses	89
Légumineuses	89	Fourrages verts	72
Céréales	90	Foins	84
Résidus de brasserie		Fourrages ensilés	49
et son de froment	82	Feuilles de choux	69
Fourrages racines	49		

Au moyen de ce tableau, il est facile de calculer une ration en ne tenant compte que des matières albuminoïdes proprement dites. Les chiffres ci-dessus ne sont pas d'une rigueur mathématique, mais ils permettent d'établir économiquement une ration tout en lui conservant sa composition physiologique. Ils nous paraissent avoir d'autant plus d'importance que, grâce aux travaux de M. Chauveau, nous savons aujourd'hui que la valeur énergitique de l'aliment est due à sa capacité glycosique et non aux principes azotés, comme on l'a longtemps supposé.

Dans les semences la plus grande partie de l'azote est sous forme protéïque ; c'est dans les graines des légumineuses, de l'orge et du froment, que la proportion est la plus élevée. Pendant la germination, une partie des albuminoïdes passe à l'état d'amides. La perte n'est pas aussi grande qu'on le supposait avant l'expérience de Lowi, car l'asparagine en s'hydratant donne naissance à un équivalent d'acide aspartique avec production d'ammoniaque :

$$\text{Asparagine } C^4H^8AZ^2O^3 = 132 \qquad C^4H^7AZO^4 \text{ acide aspartique} = 133$$
$$+\, 2H^2O = 36 \qquad\qquad +\, AZH^3H^2O = 35$$
$$\overline{168} \qquad\qquad\qquad \overline{168}$$

La paille, les foins arrivés à l'état de maturité sont moins riches en principes albuminoïdes que ceux qui ont été prématurés. Les fourrages verts sont pour chaque espèce plus riches en principes albuminoïdes que les foins ; la teneur réelle est toujours au-dessous de la teneur indiquée par l'azote total.

Pendant la fermentation des fourrages ensilés une certaine quantité de principes albuminoïdes est transformée en amides.

Les racines et les tubercules sont, de tous les aliments, les moins riches en azote protéique ; les betteraves contiennent une partie de leur azote sous forme de nitrates.

Pour apprécier la valeur d'un fourrage, on doit tenir compte de la quantité de matière sèche qu'il contient. Cette proportion de matière sèche n'est pas uniforme dans tous les aliments secs : les aliments les plus riches en matière grasse sont ceux qui généralement contiennent le moins d'eau. Dans les fourrages verts et les racines la quantité d'eau s'y trouve au maximum. De toutes les racines ou tubercules, les pommes de terre sont les plus riches en matière sèche ; les plus pauvres sont sans contredit les rutabagas.

Les principes albuminoïdes, les principes gras et le glucose constituent la forme la plus concentrée des aliments qu'on peut faire consommer à un animal ; lorsque ces principes sont digestibles, ils jouissent de la plus haute valeur nutritive. Les tourteaux occupent le premier rang parmi les aliments concentrés, malgré qu'ils ne contiennent que peu d'amidon. La composition des tourteaux est malheureusement très variable, elle dépend non seulement de l'origine des graines qui les ont produits, mais aussi du mode de fabrication auquel ces graines ont été soumises. Les tourteaux d'arachide et ceux de coton décortiqué occupent le premier rang comme valeur alimentaire. Mais pour les animaux jeunes, encore à la mamelle, comme pour ceux qu'on vient de sevrer, nous donnons la préférence aux tourteaux de lin parce que, par la quantité de matière grasse qu'ils contiennent, ils se rapprochent davantage de la composition du lait. L'expérience nous a souvent démontré le bien fondé de notre appréciation.

Les principes hydrocarbonés comprennent généralement le sucre, le mucilage, l'amidon, la pectine et les pentosanes ; il serait à désirer que, dorénavant, on fît connaître séparément la teneur en amidon et en sucre. La cellulose, qui, chez les ruminants surtout, ajoute en partie ses effets à ceux des hydrates de carbone, est insoluble dans l'eau pure, mais soluble dans l'eau acidulée et les alcalis. Lorsqu'on aura des aliments ligneux à faire consommer tels que la paille, on se trouvera bien de les laisser macérer après les avoir arrosés avec de l'eau acidulée, de préférence avec de l'acide chlorhydrique, ou encore dans une lessive faite avec des cendres de bois. Le docteur O'Kellner a démontré que la paille bouillie avec un alcali acquérait une valeur sensiblement égale à celle de la mélasse.

Les semences des légumineuses, pois, fèves, lentilles, etc., sont riches en albuminoïdes, mais pauvres en matières grasses. La lécithine qu'elles contiennent est un composé hydrocarboné à la fois azoté et riche en acide phosphorique ; elles contiennent aussi une proportion relativement élevée d'amidon ; chez quelques-

unes on trouve de la dextrine, chez d'autres, les pois
par exemple, du sucre.

Dans les légumineuses existent tous les sels du
sang, tels que phosphate de potasse, de soude, de
magnésie ; c'est ce qui en fait des aliments précieux
pour les animaux en voie de croissance. En faisant
entrer ces plantes dans l'assolement on peut, par
l'emploi d'engrais supplémentaires appropriés, se dis-
penser en partie d'avoir recours à l'achat de tourteaux
qui quelquefois, selon la demande, arrivent à des prix
exagérés sur le marché.

Les semences des légumineuses favorisent la sécrétion lactée, elles conviennent donc aux vaches
laitières, et les animaux tirent un meilleur profit d'un
lait provenant d'une nourrice alimentée avec ces
substances. Cuites, elles sont d'une digestion plus
facile ; mais, comme la légumine est incoagulable à
100ᶜ en présence d'un excès d'eau, l'eau de cuisson
devra être consommée par les animaux. De plus, la
légumine étant plus pauvre en carbone et plus riche
en azote que la plupart des autres albuminoïdes, on
se trouvera bien de l'addition de fourrages racines ou
de farine de maïs. L'alimentation riche en légumineuses diminue très sensiblement l'énergie et permet
de faire passer l'animal de l'activité et même de la
férocité au calme et à la douceur. Ce sont donc les
aliments par excellence des animaux vicieux.

L'avoine et le maïs, ce dernier surtout, sont, de tous
les grains, les plus riches en principes gras ; l'avoine
sous forme de grains doit être exclusivement réservée
pour les solipèdes et les animaux de travail, mais doit
être exclue des animaux de rente ; elle contient un
principe aromatique excitant, l'avenine, qui, il est vrai,
aiguise l'appétit, mais pousse les animaux en stabulation à se livrer à des mouvements désordonnés et les

rend irritables. Le maïs fréquemment employé pour l'alimentation des chevaux nous a paru, donné à doses un peu fortes, provoquer des affections hépato-gastriques mortelles. M. Hendricks, professeur à l'école vétérinaire de Bruxelles, a aussi constaté que le maïs occasionnait des troubles digestifs graves.

La caractéristique des céréales est de contenir une grande proportion d'amidon, principe hydro-carboné d'une digestibilité d'autant plus élevée en l'espèce qu'il se trouve en présence de gluten qui joue ici le rôle de diastase, ou tout au moins favorise la transformation en glucose.

Le son, le malt d'orge, la farine de riz sont riches en matières azotées et en matières grasses, mais contiennent une forte proportion de cellulose et de ligneux. La drèche est formée par les radicelles de l'orge germée qui sont séparées du grain après que le malt a été séché, elle est fort riche en azote qui s'y trouve principalement à l'état d'amides. L'orge, par sa richesse en principes minéraux, peut être utilisée lorsque l'organisme a besoin de sels de chaux et de phosphates ; elle convient donc pour les animaux en voie de croissance et doit être donnée avec précaution, surtout aux solipèdes. Le son n'est pas un aliment économique pour les chevaux, il est peu digestible et par conséquent cède peu de substances à l'organisme. Armitage, qui s'est spécialement occupé de l'alimentation économique des chevaux, n'accorde au son que la valeur de la paille. Il y a là peut-être un peu d'exagération qui ne s'explique guère chez un Anglais.

La composition générale des foins, des pailles, des fourrages verts, des racines, n'est pas un guide aussi sûr que pour les aliments concentrés, pour apprécier leur valeur alimentaire, car leur teneur en azote n'est pas une indication précise de la proportion des principes albuminoïdes qu'ils contiennent. Pour les corps gras on y comprend une certaine proportion de matière cireuse peu digestible, de la chlorophylle, de l'acide lactique, qui sont entraînés par l'éther que l'on emploie généralement dans les analyses pour séparer les matières grasses ; on n'exagère pas en disant qu'environ 25 à 30 % de la matière dissoute par l'éther est insaponifiable.

Le même poids de matière sèche des divers foins ou pailles prématurés a une valeur alimentaire moindre que celle provenant de grains arrivés à maturité. Nous trouverons plus tard l'explication de cette différence dans la chaleur de formation des différents principes albuminoïdes. De sorte qu'on ne saurait comparer entre eux les aliments de différentes classes quoique ayant la même composition alimentaire ; les foins ne sont comparables qu'aux foins, les racines aux racines, etc. C'est donc à tort que certains auteurs s'efforcent d'établir la proportion de racines ou de grains par exemple nécessaire pour nourrir autant que cent de foin. Les fourrages se complètent les uns les autres et n'ont de valeur que par eux-mêmes pour chacune des catégories auxquelles ils appartiennent.

Un grand nombre de fourrages contiennent une quantité suffisante de sels ou principes minéraux pour satisfaire aux besoins de l'organisme et subvenir au développement du squelette. Nous ne pouvons pas dire quel est le rôle physiologique que jouent les principes minéraux dans l'organisme; ils sont évidemment nécessaires pour réparer les pertes qu'éprouvent les divers tissus riches en matières minérales ; mais ils semblent aussi exercer une certaine action sur les éléments protéïques, soit qu'ils les transforment en principes instables, ou qu'ils s'unissent à eux, soit qu'ils les modifient selon les besoins de l'organisme en faisant varier la quantité d'eau d'hydratation qui entre dans leur composition. De plus, ces matières minérales peuvent imprimer aux liquides qui baignent les tissus de telles modifications qu'elles ont une certaine influence sur leurs propriétés endosmotiques ou chimiques, d'où dépendent la régularité des phénomènes d'assimilation et de désassimilation. Une ration bien composée doit contenir de 15 à 20 grammes d'acide phosphorique et 60 grammes de potasse par kilogramme de substance sèche.

La chaux abonde dans les foins des légumineuses, elle se trouve en bien plus faible proportion dans les graines des céréales, les pommes de terre : les aliments les plus pauvres en chaux sont le riz et le maïs, et par conséquent ne sauraient convenir aux élèves (à Rothamstedt on suppléa à cette absence de chaux en mélangeant des cendres de charbon de terre et du superphosphate à la provende destinée à de jeunes porcs nourris exclusivement avec du maïs). Les foins des prairies naturelles et artificielles, les racines, le son, les tourteaux, sont généralement riches en potasse. On doit distribuer du sel aux animaux pour leur fournir la quantité de soude nécessaire, cet élément faisant généralement défaut dans les fourrages.

La composition de tout aliment végétal est susceptible de varier : cette composition dépend du degré de maturité, de la nature de la fumure employée, de l'influence des saisons. Lorsque les produits sont arrivés à un parfait état de maturité, comme c'est le cas pour les graines, les variations sont peu sensibles et le pourcentage indiqué dans les tables peut être tenu pour constant. Lorsqu'il s'agit de fourrages prématurés qui n'ont pas atteint leur complet développement, comme les herbes des prairies, les différentes racines : rutabagas, raves, betteraves, etc., leur composition dépend du moment où on les considère, de la nature et de l'intensité de la fumure. Plus une plante se rapprochera du moment de sa maturité, plus la proportion d'eau, des matières azotées et des sels sera faible, tandis que les hydrates de carbone s'y trouveront en plus grande proportion ; les amides aussi diminueront et seront transformés en principes albuminoïdes.

Un foin provenant d'une même prairie, dont la nature du sol est partout uniforme et a reçu la même quantité d'engrais, peut présenter les variations suivantes :

	Azote total.	Albuminoïdes.	Corps gras.	Hydrates de carbone.	Cellulose.
Première coupe à l'état de fourrage vert ...	17,7	11,5	3,2	40,8	23
Trente cinq jours après	11,2	9,4	2,7	43,2	34,9
Maturité complète....	8,5	7,8	2,7	43,3	38,2

Dans le foin à l'état de fourrage vert, les albuminoïdes représentent environ 64 °/₀ de l'azote total ; dans le deuxième échantillon 83,9 °/₀. Mais la proportion d'eau étant plus élevée, on voit que les jeunes herbes sont les plus riches en albuminoïdes, la proportion de cellulose digestible y est aussi plus élevée. Il est donc facile de comprendre pourquoi les fourrages verts sont plus alimentaires. Ceci nous indique qu'une plante destinée à être transformée en foin doit être coupée aussitôt après la formation des épis. Ce qu'on perd en poids on le gagne largement en qualité à cause de la plus grande somme de principes alimentaires digestibles qu'elle contient.

Lorsqu'on veut apprécier la valeur d'un foin sans avoir recours à l'analyse, on doit tenir compte de la fumure employée. Les engrais phosphatés, les superphosphates surtout, même dans les terrains acides, provoqueront le développement de plantes légumi-

neuses, trèfles, vesces, lotus, qui contribueront à élever
la teneur du foin en principes albuminoïdes ; à côté de
ces légumineuses, nous trouverons une plus grande
quantité de ray-grass. Les engrais azotés provoqueront la sortie d'une plus grande quantité de graminées.
Ce n'est pas seulement pour les foins qu'il faut tenir
compte de la fumure ; une récolte d'une végétation
luxuriante contient toujours une plus grande quantité
d'eau qu'une récolte moyenne ou d'une venue chétive.
Les grosses betteraves ne contiennent souvent que
5,90 % de matière sèche, comme cela s'est produit
dans les cultures expérimentales de M. Garola,
tandis qu'une récolte de petites racines peut en
contenir 10 et 12 % et même davantage. Des
betteraves venues sur un sol fortement fumé contiennent à la même date une proportion de sucre
moins élevée que celles venues sur un sol pauvre.
Non seulement les fortes fumures contribuent à augmenter le volume des betteraves, mais elles diminuent aussi la proportion des hydrates de carbone,
élèvent celle des amides, des principes salins, et ces
derniers peuvent être nuisibles à la santé des animaux,
comme nous l'avons constaté plusieurs fois. Les ré-
coltes fortement fumées, toutes choses étant égales
d'ailleurs, contiennent proportionnellement moins
d'albuminoïdes que celles qui l'ont été moyennement.
Une récolte de betteraves de 50.000 kilogrammes à
l'hectare fumées avec du fumier de ferme peut donner
de 32 à 33 % de l'azote total sous forme d'albuminoïdes, tandis qu'une récolte de 70,000 kilogrammes
ayant reçu des phosphates et du nitrate comme fumure supplémentaire ne contiendra que 28 % de
l'azote total sous forme albuminoïde. Les grosses
racines, betteraves ou rutabagas, obtenues avec des
fumures intensives ont toujours moins de valeur

comme fourrage que les petites. Ce qui ne signifie pas qu'il ne faut pas avoir recours aux fortes fumures pour la production des racines fourragères ; un terrain bien préparé qui aura reçu une quantité d'engrais supplémentaires donnera certainement plus de produits utiles qu'un autre pauvre en principes fertilisants. On obviera aux inconvénients que nous avons signalés en augmentant le nombre de plants à l'hectare, en faisant des plantations plus serrées. Il y a exception pour les pommes de terre, ces tubercules ne perdent pas de leur valeur alimentaire en augmentant de volume.

La composition d'un foin peut être influencée par le mode de fenaison et par les fermentations qui se produisent dans la meule. Si pendant le fanage on fait détacher les feuilles et les épis, on perdra la partie essentielle du fourrage ; les herbes qui souffrent de la pluie pendant la récolte contiennent moins de principes solubles, une fois converties en foin, que celles qui sont engrangées par un beau temps. Cette perte sera d'autant plus sensible que le foin sera resté plus longtemps étendu sur la prairie et qu'il se sera produit des fermentations. Mais lorsque, comme pour le foin brun, la fermentation se produit alors que les herbes ne sont pas encore complètement amorties, les pertes en résultant sont négligeables au point de vue pratique ; ce qu'on perd d'une part, on le retrouve de l'autre, ne serait-ce qu'au point de vue de la plus grande digestibilité.

L'ensilage est aujourd'hui de pratique courante. Les herbes vertes ainsi traitées entrent en fermentation, perdent de l'eau et, poids pour poids, s'enrichissent en matières solides ; il y a aussi dégagement d'acide carbonique. Si le fourrage a été haché et fortement comprimé aussitôt mis dans le silo, l'oxydation pendant la fermentation est portée au minimum ; il se produit de l'alcool, de l'acide lactique et butyrique. On a ainsi l'ensilage acide. Si, au contraire, on remplit le silo graduellement et qu'on n'exerce la compression que tardivement, l'oxydation est portée au maximum, la température s'élève au point que des pommes de terre ensilées avec le fourrage subissent une véritable cuisson ; on a ainsi l'ensilage doux. Cela résulte de la destruction des ferments par la haute température 60 à 70° qui s'est produite dans le mélange et qui a empêché la production des acides organiques. La perte qui résulte de la fermentation porte surtout sur les hydrates de carbone, de plus une partie des albuminoïdes est passée à l'état d'amides et de sels ammoniacaux. Cette dernière perte est moins considérable dans l'ensilage doux que dans l'ensilage acide, et dans le premier cas les fourrages ont un degré de digestibilité plus élevé. On peut dire que la perte en matière sèche est en raison directe de la quantité d'air comprimé entre les différentes parties du fourrage, elle est au minimum lorsque les fourrages ensilés sont humides et que la compression est plus forte. Les silos les plus avantageux sont toujours les plus volumineux.

IV

De la digestibilité des aliments.

Le terme digestibilité a plusieurs significations ; il peut s'appliquer à la facilité avec laquelle un aliment donné est digéré, ou au temps nécessaire pour digérer tel ou tel aliment ; c'est ainsi qu'on dit dans le langage populaire : ce n'est pas lourd, ça se digère vite. En hygiène zootechnique, on entend par digestibilité la quantité ou la proportion de ration, ou de ses différents constituants, protéine, hydrates de carbone, matières grasses, matières minérales, qui sont digérées et absorbées pendant leur passage à travers le tube digestif.

Les Allemands ont publié de nombreux travaux concernant la digestibilité des différentes substances fourragères. Dans ces dernières années, des chimistes français, notamment M. Muntz, se sont occupés de cette intéressante question ; il reste encore beaucoup à faire. La méthode employée pour rechercher le degré de digestibilité d'un aliment consiste à nourrir un animal pendant un certain nombre de jours avec un fourrage dont la composition chimique a été préalablement établie ; on pèse journellement les excréments solides, on les analyse, et la différence qui résulte de cette analyse et celle des aliments est considérée comme étant la partie digérée ou assimilée. La méthode ne donne pas des résultats d'une exactitude irréprochable, parce que les excréments solides contiennent toujours d'autres matériaux provenant des sécrétions intestinales ; mais ces produits, quoique dérivant de la nourriture consommée, n'étant pas utilisés pour réparer les pertes de l'organisme ou comme producteurs de chaleur, peuvent être compris dans les résidus de la digestion. Dans ces recherches, il faut aussi tenir compte des qualités individuelles des sujets mis en expérience. Quoi qu'il en soit, ces résultats nous fournissent de précieux renseignements au point de vue de la pratique, et si les chiffres obtenus ne doivent pas être considérés comme étant mathématiquement exacts, ils nous permettent de poser les bases d'une ration économique, sauf à la modifier en plus ou en moins, selon que se comportent les animaux nourris.

Après de nombreuses expériences, on a établi comme suit les coefficients moyens de digestibilité pour chaque espèce et pour chacun des principes immédiats :

	MA	MG	MNA	Cellulose.
Cheval...	0,69	0,59	0,68	0,33
Bœuf. ...	0,65	0,64	0,66	0,60
Vache	0,57	0,65	0,70	0,61
Mouton...	0,57	0,61	0,72	0,58
Chèvre ...	0,60	0,44	0,64	0,62

MA, matières albuminoïdes ou protéïques.

MG, matières grasses.

MNA, matières hydro-carbonées.

Les chiffres du tableau ci-dessus n'ont qu'une valeur relative ; ils peuvent avoir leur utilité lorsqu'on veut se rendre compte d'une manière générale de la valeur d'une ration. Pour avoir des données plus précises, on doit avoir recours au degré de digestibilité de chacun des éléments qui entrent dans la composition de chaque fourrage constituant la ration.

Le degré de digestibilité des pailles et des foins est établi expérimentalement en nourrissant les animaux exclusivement avec l'une de ces substances. Pour les graines, sons, tourteaux, racines, on mélange l'un ou l'autre de ces aliments avec des foins ou des pailles dont le degré de digestibilité est déjà connu ; 50 à 60 % de la matière organique totale contenue dans le foin de prairie naturelle ou de légumineuses est susceptible d'être digérée ; pour les fourrages de très bonne qualité, cette proportion peut s'élever à 70 et 75 % et descendre à 45 % pour les pailles et les foins de qualité médiocre.

Les ruminants possèdent une puissance digestive très élevée due sans doute à la disposition de leur estomac. Pendant le séjour que les aliments font dans les deux premiers compartiments, ils subissent une fermentation qui continue le travail déjà commencé, travail qui s'achève après une deuxième mastication.

Aussi ces animaux sont susceptibles d'utiliser des fourrages grossiers et fibreux.

Le degré de digestibilité des matières azotées augmente avec leur teneur pour cent dans le foin et dans
la paille. Ainsi dans la paille contenant en moyenne
3 % de matière azotée totale, 26 % environ sont
digestibles, tandis que, dans le foin de luzerne au début
de la floraison contenant 16 % de matière azotée totale,
76 % sont cédés à la digestion, en y comprenant les
amides. D'après des travaux récents, les albuminoïdes
du foin de luzerne seraient digestibles dans les proportions de 63,9 à 79 %, selon les aptitudes individuelles ; pour la luzerne verte le degré de digestibilité
de l'azote protéique oscillerait entre 72,4 et 79.2 %.

Les ruminants digèrent de 40 à 60 % de la cellulose
des pailles et des foins naturels. La cellulose des foins
des légumineuses est plus difficilement attaquable par
les sucs digestifs et a par conséquent un degré de
digestibilité moins élevé ; cela semble résulter de la
plus grande proportion de fibres ligneuses, ou lignine,
corps le plus riche en carbone, que contiennent ces
plantes ; cela explique aussi pourquoi le résidu des
hydrates de carbone, quels qu'ils soient, est plus
riche en carbone que la substance avec laquelle il
était combiné.

Les grains, les farines, les sons, les tourteaux, les
racines ont un coefficient de digestibilité beaucoup
plus élevé que les foins et les pailles. Lorsque les
tourteaux ont été bien fabriqués, qu'ils sont de bonne
qualité, que le péricarpe ou enveloppe des graines
desquelles ils proviennent n'entre dans leur composition que pour une faible proportion, ils cèdent à
la digestion de 80 à 90 % de leur matière sèche ; les
corps gras et les albuminoïdes s'y trouvent sous une
forme beaucoup plus assimilable que dans les foins.

Le résidu de la digestion des animaux nourris avec des aliments concentrés est toujours plus riche en acide phosphorique ; c'est la raison pour laquelle le fumier des animaux qui reçoivent dans leur ration une certaine quantité de ces aliments est plus riche, plus fertilisant que celui provenant d'animaux nourris exclusivement avec du foin.

La puissance digestive du cheval pour le foin, soit à l'état vert, soit à l'état sec, est moins élevée que celle du mouton. Il résulte des recherches de Wolf que ce dernier est susceptible de digérer 7 à 10 % d'hydrates de carbone, 21 % de cellulose et 24 à 25 % de matières grasses de plus que le cheval. Cependant cette différence est beaucoup moins marquée pour le foin de trèfle rouge et de luzerne. La faible puissance digestive du cheval pour la cellulose s'explique par la forme et la dimension de l'estomac, qui semble être en harmonie avec les aptitudes et les affectations de service de cet animal. Pour les grains, la puissance digestive du cheval et du mouton est sensiblement la même quant aux albuminoïdes. Le cheval est capable de digérer 94,5 % de la matière organique des grains de maïs, 93,3 de celle du son, 84,5 de l'orge et des fèves, 75,1 de l'avoine, 43,3 à 60 % du foin de prairies naturelles, 49,5 de la paille et 94,15 des carottes.

Le porc a une puissance digestive considérable, elle est supérieure à celle des ruminants, les fibres végétales exceptées, puisqu'il n'absorbe guère que 45 à 48 % de la cellulose des grains ; il se trouve bien d'une alimentation animale. Les oiseaux ne digèrent pas la cellulose. Pendant quelques jours, nous avons nourri des poules avec de l'avoine étiolée, le péricarpe se retrouva tout entier dans les excréments.

Certaines substances fourragères, telles que fèves,

son, maïs, ne sont pas plus facilement digérées cuites
que trempées ; l'orge, la farine de lin, le maïs, sont
plus avantageux pour le porc lorsqu'ils sont donnés à
l'état naturel, l'eau bouillante semble diminuer la
digestibilité de leurs principes albuminoïdes.

La qualité des denrées alimentaires a une grande
influence sur le degré de digestibilité des principes
élémentaires. Les bons fourrages, exempts de toute
altération, sont toujours plus assimilables que ceux
qui ont souffert ou qui sont de qualité inférieure. On
doit aussi tenir compte de l'influence des mélanges ;
ainsi la paille, fourrage riche en hydrates de carbone,
produira de bien meilleurs effets lorsqu'elle sera additionnée d'un aliment concentré dans des proportions
que nous aurons à déterminer plus tard. De même les
fourrages riches en principes albuminoïdes, tels que
trèfle, luzerne, cèdent à la digestion une plus grande
proportion de principes albuminoïdes lorsqu'ils sont
mélangés à des aliments hydro-carbonés et surtout des
aliments aqueux, comme les tubercules et les racines.
Le degré de digestibilité est surtout impressionné par
l'âge de la plante. Dans les jeunes plantes, les éléments
constituants sont d'une digestion plus facile que chez
une autre de même espèce qui est arrivée à un degré
de développement plus avancé ; dans les premières, la
lignine, qui est presque réfractaire aux sucs digestifs,
est à peine développée. Un foin coupé vers le milieu
de mai, selon les régions et les années, est susceptible
de céder à la digestion 20 % de plus de la matière
organique totale que celui provenant de la même
prairie et récolté fin juin ; il peut y avoir un écart de
18 à 19 % pour les matières albuminoïdes, de 22 %
pour les matières grasses et les hydrates de carbone
solubles. De sorte que la composition d'un fourrage ne
donne pas une idée exacte de sa valeur alimentaire :

il faut tenir compte du degré de développement et des conditions dans lesquelles il a été récolté. Les herbages, les regains donnent de meilleurs résultats que le foin pour l'engraissement et la production du lait. Les procédés de conservation peuvent aussi faire varier la valeur alimentaire en abaissant le degré de digestibilité. Dans le foin brun, les matières albuminoïdes et les hydrates de carbone perdent de leurs facultés digestives, tandis que la cellulose, devenue plus facilement attaquable par les sucs intestinaux, subit une digestion plus complète et cède une plus grande proportion à l'organisme. Ainsi 60 % des matières albuminoïdes d'un bon foin ordinaire sont assimilables, tandis qu'à l'état de foin brun il n'y en a plus que 18 à 20 %. De l'herbe coupée le même jour fut en partie convertie en foin, en prenant toutes les précautions pour atténuer autant que possible les pertes résultant du fanage, et l'autre partie fut ensilée. Huit à neuf mois après, ces fourrages furent consommés par des moutons : on trouva que le foin avait cédé à la digestion 59,8 % de la matière organique totale, tandis que le fourrage ensilé n'en avait cédé que 54,2 % ; en ce qui concerne les matières azotées, la différence fut encore plus grande ; le foin céda 56 %, dont 42 % d'albuminoïdes, et l'ensilage 27,2 % de matière azotée totale et 1,8 % seulement d'albuminoïdes. Il n'y eut qu'une différence de 8 % en faveur du foin pour les hydrates de carbone ; l'avantage fut aux fourrages ensilés pour les hydrates de carbone et les matières grasses (71,2 de cellulose et 60 de matières grasses pour le foin). Les fourrages ensilés conviennent donc bien pour l'engraissement ; mais on doit les additionner d'aliments concentrés lorsqu'ils doivent être employés à nourrir de jeunes animaux en voie de croissance.

Si à une ration composée de foin et de paille on ajoute des tourteaux, de la farine de graines de légumineuses (pois, vesces, fèves), en un mot un aliment concentré, ces aliments seront à peu près complètement digérés sans que le degré de digestibilité des premiers soit modifié. Il en est de même lorsqu'on mélange ces mêmes substances avec un fourrage riche en matières hydro carbonées, comme la pomme de terre.

Tout récemment on a conseillé, et avec raison, de faire entrer le sucre et la mélasse dans la ration, mélangés au foin et à la paille. Ces substances, par leur saveur agréable, engagent l'animal à manger : pour nous l'emploi n'est réellement avantageux qu'autant qu'elles ne dépassent pas 10 % de la matière sèche totale de la ration ; au-dessus de ce chiffre, la digestibilité des albuminoïdes est sensiblement diminuée. L'amidon ajouté aux aliments azotés favorise la digestion de ces derniers tout autant que le rapport des matières azotées aux matières non azotées ne dépasse pas $\frac{1}{8}$ à $\frac{1}{9}$ pour les ruminants selon les aptitudes individuelles et $\frac{1}{5}$ à $\frac{1}{7}$ pour les solipèdes. Nous trouverons plus tard d'autres explications, car ces rapports, qu'on a désignés sous le nom de relation nutritive d'un aliment ou d'une ration, ont une signification toute autre que celle qu'on leur a donnée. Ainsi donc les aliments azotés doivent être mélangés à des aliments hydro-carbonés et inversement, pourvu toutefois qu'on ne dépasse pas certaines proportions.

Pour obtenir la relation nutritive, dont nous sommes obligé de dire un mot, on divise la quantité de matières hydro-carbonées par la quantité de matières azotées. Le quotient donne le dénominateur de la fraction, qui dès lors a l'unité pour numérateur. Si on voulait obtenir la relation nutritive complète, on ajouterait aux matières hydro-carbonées la somme des matières cellulosiques, ce rapport permet de se rendre compte du volume de la ration. Les matières hydro-carbonées ne doivent jamais être au-dessus de 15 % de la teneur de la ration en matière sèche.

Le sel commun ou *chlorure de sodium* est un condiment qui fournit au sang un des éléments indispensables à l'accomplissement des phénomènes d'hématose, c'est-à-dire à la transformation du sang noir en sang rouge. Un excès de sel excite la soif, active l'excrétion azotée : quant à l'action de ce corps sur la digestibilité des principes immédiats de la ration, elle est inconnue jusqu'à ce jour.

Les conditions particulières dans lesquelles se trouvent les animaux exercent une influence sur la digestibilité des aliments. On rencontre des sujets d'une même espèce qui assimilent la plus grande somme possible des principes nutritifs contenus dans la ration, tandis que d'autres les assimilent au minimum. Ce sont là des conditions individuelles inhérentes à la nature même de l'animal et qui peuvent tromper les prévisions résultant des calculs faits avec les tables de digestibilité. Tout ce qui est susceptible d'augmenter le bien-être des animaux favorise la digestion. L'exercice, un travail modéré, la sécrétion lactée ont pour conséquence d'exciter l'activité des fonctions digestives en tant que l'état de santé n'est pas altéré ou compromis. Chez les animaux soumis à l'engraissement, quelle que soit leur aptitude à s'assimiler les éléments de la ration, il arrive toujours un moment où les fonctions digestives sont fatiguées ; il est nécessaire de recourir à des excitants de l'estomac et malgré tout l'assimilation n'est jamais aussi complète qu'au début de l'opération.

V

Valeur relative, valeur marchande des substances alimentaires.

La valeur alimentaire d'un fourrage ne dépend nullement de sa teneur en principes albuminoïdes, comme on l'a cru pendant longtemps ; non plus de la quantité de chaleur qu'il est capable de produire ; mais bien, d'après les travaux les plus récents, de sa capacité glycogénitique, et, si on le considère au point de vue de l'engraissement, de la chaleur de formation des principes albuminoïdes qu'on peut momentanément diviser en trois classes, comme nous le démontrons plus loin ; on a ainsi tous les éléments pour apprécier la quantité de viande et de graisse qu'on peut obtenir, en même temps que la mesure du travail mécanique.

Dans une ration bien comprise, les albuminoïdes ne doivent que réparer les pertes de l'organisme, ou être tous utilisés pour la production de la matière azotée animale ; car si ces albuminoïdes sont brûlés, l'unité de chaleur et comme conséquence l'unité de mesure du travail reviennent à un prix trop élevé. Ce résultat sera obtenu chaque fois qu'on apportera tous les soins nécessaires pour composer une ration afin de la maintenir dans les conditions les plus avantageuses indiquées par les rapports $\frac{1}{5}$ à $\frac{1}{8}$. Ces rapports ne s'appliquent pas seulement à la ration, mais aussi à l'animal. Lorsqu'ils donnent leur plein effet, cela indique que l'animal est dans un état d'équilibre de nutrition convenable. Dans le chapitre suivant, nous apprécierons la valeur thermo-dynamique d'un aliment et nous verrons que cette valeur n'est pas tou-

jours en raison de sa composition. Si la valeur calorifique du maïs est supérieure à celle du tourteau de lin,
riche à la fois en corps gras et en principes albuminoïdes, cela tient à sa plus grande digestibilité. Un
poids égal de maïs, de froment, de pois, de tourteau
aura une valeur nutritive presque égale, lorsque l'une
ou l'autre de ces substances sera consommée mélangée
avec un autre fourrage qui contrebalancera leur teneur
en principes albuminoïdes de manière à ce que la ration
ait une relation nutritive normale.

Dans la composition d'une ration on peut substituer les unes aux autres bon nombre de substances
fourragères, sans modifier le degré de digestibilité de
la ration, c'est-à-dire sans altérer sa capacité isoglycosique, ou calorifique en partant du glycose. La valeur
nutritive d'une ration n'est donc pas absolue, elle est
subordonnée à la composition des fourrages qui entrent
dans le mélange. Un éleveur pourra toujours faire des
substitutions avantageuses en surveillant le prix des
denrées sur le marché, en vendant les produits qui ont
la plus grande valeur commerciale et les remplaçant
par d'autres d'un prix moins élevé. Toutefois on devra
tenir compte de la valeur du fumier produit dans les
deux cas, car il ne faudrait pas s'exposer à perdre d'un
côté ce qu'on aurait gagné de l'autre. On ne saurait
trop le répéter : quelle que soit la valeur des substances
fourragères, seraient-elles de qualité supérieure, il faut,
pour en obtenir un effet *maximum* et *économique*, que
les principes albuminoïdes et hydro carbonés se trouvent associés dans la ration, dans des proportions telles
que les premiers ne soient jamais distraits de leur véritable destination, proportions variables avec l'âge, le
degré d'engraissement de l'animal et le degré de digestibilité des principes immédiats. Si avec l'alimentation
au sucre M. Grandeau a pu obtenir de bons effets

d'une ration ayant une relation nutritive de $\frac{1}{22}$, cela
tient à ce que le sucre, éminemment soluble, n'a besoin
de subir aucun travail dans les organes digestifs et
qu'il lui suffit de s'hydrater pour être transformé en
glycose. Il ne faudrait cependant pas exagérer, il est
des limites même avec le sucre qu'on ne saurait dépasser et même auxquelles il ne faudrait pas s'arrêter
longtemps. Les aptitudes individuelles des animaux,
le degré de digestibilité des fourrages qui entrent dans
la ration seront un guide qui permettra d'apprécier
si on doit élargir plus ou moins la relation nutritive ;
il appartiendra au praticien d'avoir suffisamment de
tact pour juger de la valeur de ses denrées et déterminer dans quelles proportions elles doivent entrer dans
la ration pour que l'opération soit économique. Les
considérations dans lesquelles nous entrerons plus
tard permettront de mieux fixer les idées sur ce sujet.

Nous avons déjà dit qu'on désigne sous le nom de
relation nutritive physiologique le rapport qui existe
entre les matières azotées MA et les matières non
azotées MNA $\left(\frac{MA}{MAN}\right)$. Afin d'avoir un rapport aussi
convenable que possible, comme les matières grasses
ont une capacité calorifique 2,4 fois plus forte que
l'amidon, on multiplie les matières grasses par le facteur 2,4 Si on n'a en vue que ce qu'on est convenu
d'appeler la ration d'entretien, il y a là un peu de vérité
de même que pour la ration d'un animal de travail ;
mais, pour une ration d'engraissement, le principe
est faux.

Jusqu'à ce jour, on avait considéré l'azote total
comme appartenant aux albuminoïdes tandis qu'en
réalité les amides devraient être reportés avec les corps
non azotés ; c'est du moins la doctrine qui a une tendance à prédominer. Avec ce que nous savons mainte-

nant sur la digestion des albuminoïdes, pouvons-nous affirmer que tous les amides contenus dans les fourrages sont impropres à être synthétisés pour la formation des matières azotées animales. Jusqu'à ce que des travaux nouveaux nous fournissent des renseignements plus positifs, on ne se préoccupera que des albuminoïdes. Les betteraves, les navets ne contiennent que peu de principes protéiques. Si on les considère au point de vue de leur teneur totale en azote, le rapport des matières azotées aux matières non azotées est de $\frac{1}{9,1}$ tandis que, si on ne tient compte que des matières albuminoïdes, ce rapport est de $\frac{1}{42,2}$. De même pour la pomme de terre, nous avons les deux rapports $\frac{1}{13}$ et $\frac{1}{30,3}$. La faible teneur des pailles et des racines en matières azotées albuminoïdes digestibles explique les bons effets qu'on obtient en les mélangeant avec des aliments concentrés. Par ce moyen on élève la valeur nutritive des aliments concentrés en rendant les albuminoïdes plus facilement assimilables, ou mieux sans doute en les dirigeant plus sûrement vers leur véritable destination, et on augmente aussi le degré de digestibilité des hydrates de carbone. Un mélange de foin de trèfle ou de luzerne avec des tourteaux ou des farines de légumineuses demeurera presque toujours sans effet, surtout chez les animaux adultes ; tandis que la farine d'orge ou de maïs, plus riche en matières hydro carbonées, donnera des résultats meilleurs et plus certains, toutes choses étant égales d'ailleurs en tant que facultés individuelles des animaux qui les consommeront. Chez un animal jeune, comme chez un animal arrivé à une certaine période d'engraissement, la proportion des albuminoïdes devra être plus élevée que chez un animal adulte en bon état d'entretien, afin de favoriser le développement du premier et de maintenir le second au moins en état constant d'équilibre de nutrition. La proportion d'albuminoïdes pourra être moindre pour les ruminants que pour les solipèdes, cela vient de ce que nous savons déjà : que les solipèdes ont une puissance digestive relativement élevée pour les matières azotées, et de ce que aussi les ruminants ont la faculté de digérer et d'assimiler les hydrates de carbone dans de plus grandes proportions. Du reste la faculté digestive pour les albuminoïdes semble être pour chaque espèce en raison directe de la dépense probable de matière azotée pour l'unité de temps et l'unité de poids vivant. La quantité de matières albuminoïdes doit donc varier avec les circonstances et avec les espèces. Ce serait d'une pratique à la fois vicieuse et onéreuse, de porter au maximum la quantité de matières albuminoïdes dans une ration pour un bœuf à la première période de l'engraissement, puisque le même résultat peut être obtenu avec une quantité voisine à celle qui correspond à l'état actuel d'équilibre de nutrition. Cela permet d'utiliser des fourrages d'une faible valeur marchande et par contre d'élever les bénéfices.

La valeur nutritive des aliments aqueux ne correspond pas toujours à leur composition et est même souvent en dessous parce qu'une partie des principes assimilés est employée à élever la température de l'eau au niveau de celle du corps. Nous pouvons admettre sans exagération que les racines contiennent en moyenne 80 % d'eau. Une ration dans laquelle entrent 40 kilogrammes de betteraves par exemple contiendra, en plus de l'eau qui sera dans les autres aliments, 39 kilogrammes d'eau qui nécessiteront 949 calories pour être portés de 14° à 39°,7 chez le bœuf, correspondant à une dépense en glycose de 281 grammes, qui seront dépensés en pure perte. Ceci explique encore pourquoi les aliments portés à une certaine température favorisent l'engraissement. On comprend donc pourquoi la quantité d'eau contenue dans une ration influe sur le résultat final ; aussi faut-il que cette proportion d'eau se trouve dans de certaines limites. Dans la ration du cheval, la proportion d'eau doit être comme 2 ou 3 est à 1; dans celle des bovidés comme 4 est à 1, dans celle des moutons comme 2 est à 1. Lorsque les moutons sont nouvellement tondus, la quantité d'eau doit être moindre que pour des animaux portant une toison bien fournie, bien tassée comme on dit. Chez les premiers, un excès d'eau est toujours cause de déperditions alimentaires ; le rayonnement étant plus considérable, il y a déperdition de chaleur et par conséquent d'aliments. Supposons un mouton nourri exclusivement avec des racines contenant environ 92 % d'eau dont 76 sont en excès sur ce qui est nécessaire pour assurer une bonne nutrition. Pour porter cet excès d'eau à la température du corps, l'animal devra consommer environ 60 grammes d'amidon correspondant à 66 grammes de glycose et à peu près à 9 % des matières hydro-carbonées contenues dans la ration. Les conditions dans lesquelles nous venons de nous placer ne se rencontrent jamais dans la pratique, car un mouton nourri dans ces conditions ne tarderait pas à devenir cachectique. Si nous tenions compte des déperditions provenant d'un supplément d'excrétion d'urée et des exhalaisons, nous verrions que la proportion de matières alimentaires consommées en pure perte est plus élevée.

Il est difficile d'assigner une valeur argent aux fourrages récoltés sur la ferme ; cette valeur ne saurait être cotée au prix des denrées sur le marché. Du reste les mercuriales sont très variables. Un fourrage n'a pas de valeur absolue ; par les mélanges il peut acquérir une plus-value ; un foin mal récolté par exemple sera plus utilement consommé par les ruminants que par les solipèdes ; les aliments aqueux peu riches gagnent à être mélangés avec les fourrages secs. D'autre part, celui qui vend a l'intention, le plus généralement, de réaliser un bénéfice sur le prix de revient et on ne saurait grever le compte bétail de ce bénéfice, puisqu'il n'a rien perçu en plus de la denrée alimentaire. Pour les aliments concentrés qu'on demande à l'industrie, le prix d'achat règle le prix de revient et encore, lorsqu'on établit le compte bétail, faut-il tenir compte des matières fertilisantes qui se retrouvent dans le fumier.

Le prix de revient des fourrages venus sur la ferme dépend de la valeur locative du sol, de l'impôt dont ce sol est grevé, de la valeur des fumures et de la main-d'œuvre ; cette dernière est excessivement variable et difficile à apprécier. Lorsque les travaux sont faits par des hommes qui louent leurs services et qui par conséquent sont censés réaliser des bénéfices sur leurs entreprises, le problème est facilement résolu. Mais, lorsque les travaux sont exécutés en tout ou en partie par les tenanciers, qu'ils soient propriétaires ou fermiers, la question se complique, car le salaire journalier ne pourra être évalué qu'après avoir fait la répartition des charges, et la différence représentera le prix de la journée, de la nourriture, etc. Si l'entreprise est avantageuse, le prix de cette journée devra ressortir à un taux moins élevé que celui d'un manœuvre à gages fixes qui, lui, réalise des bénéfices sur son entreprise, car le bénéfice résultant de l'exécution du travail ne devra pas être tenu en compte, puisqu'il entrera en caisse, ou mieux en magasin avec le fourrage. On ne saurait non plus inscrire les labours au compte dé-

penses au même tarif qu'on paierait un entrepreneur ;
c'est cependant ce qu'on fait généralement. Pour le
fermier ou le propriétaire, la valeur du labour est
représentée par la somme de *combustible* dépensé par
l'attelage pour développer la force nécessaire pour ce
travail, plus l'usure des instruments. Si la ration est
à peu près bien comprise, les animaux ne gagneront
ni ne perdront en poids. Si elle est mieux comprise
encore, et si l'exploitation est judicieusement conduite,
tout en fournissant la somme de travail demandée, les
animaux augmenteront de poids. C'est ce qui fait que
l'exploitation avec les bêtes bovines est plus économique qu'avec des chevaux adultes, parce qu'en même
temps qu'on dépense de la force on peut toujours créer
du capital. A la valeur du combustible dépensé on
doit ajouter le prix de la journée du laboureur dé-
comptée comme nous l'avons déjà indiqué en tenant
compte de la nourriture. Le problème est des plus
complexes, nous ne pensons pas qu'il soit insoluble.

A défaut d'éléments exacts d'appréciation, nous devons chercher à établir la valeur marchande d'un fourrage par des moyens détournés, une denrée alimentaire
vaut par sa puissance glycosique. Ce sont les matières
grasses qui d'après cela devraient avoir la plus grande
valeur, à l'inverse de ce qui se passe sur le marché où
les matières azotées atteignent les prix les plus élevés,
et cela avec raison, car la viande qui est le résultat de
leurs transformations est le produit qui est le plus estimé
et le plus recherché. Si nous considérons un fourrage
comme producteur de force, nous devons le coter en raison directe de son rendement en glycose ; dans tous les
cas, il faut en défalquer les matières fertilisantes re-
trouvées dans le fumier. Il est d'usage d'attribuer aux
matières azotées une valeur de 0 fr. 40, aux matières

grasses une valeur de 0 fr. 20 et aux matières non azotées 0 fr. 10. Ce sont là des prix qu'on ne saurait appliquer en toutes circonstances. Les principes constituants ne sauraient avoir une valeur absolue, immuable ; il est évident que cette valeur doit varier selon que le fourrage devra être employé, puisque nous savons que ses effets dépendent de la composition de la ration et peuvent varier avec l'espèce. La valeur d'un foin grossier, mal récolté, des pailles, varie selon qu'ils sont employés seuls ou mélangés avec des aliments concentrés ; ils trouvent du reste un emploi plus utile lorsqu'ils sont consommés par des ruminants que par des chevaux. Les tourteaux, les graines de légumineuses ont une valeur alimentaire plus élevée lorsqu'ils sont mélangés dans des proportions convenables avec de la paille ou avec des racines, parce qu'ils élèvent eux-mêmes la qualité de la ration dont l'animal profitera. Les aliments aqueux peu riches produisent de meilleurs effets mélangés avec des aliments secs dont la relation est plus élevée. La valeur des fourrages qui doivent être mélangés pour constituer une ration dépend surtout de l'habileté du nourrisseur à faire ces mélanges. Enfin, il est une chose qu'on ne saurait coter : c'est la saveur. Tel fourrage pris avec avidité, avec satisfaction, produira de meilleurs résultats qu'un autre d'une composition plus favorable, mais qui ne sera accepté qu'avec une certaine répugnance. De sorte qu'en variant le régime, en évitant la satiété, on obtiendra de meilleurs résultats. Ces considérations succinctes nous prouvent suffisamment que les chiffres ci-dessus et généralement acceptés sont des bases fragiles qu'on ne saurait prendre qu'à titre de renseignements, à défaut d'autres éléments d'appréciation. Le seul moyen à notre avis de donner une estimation à une récolte fourragère, c'est de recourir à la comptabilité un peu compliquée, il est vrai, dont nous avons donné un aperçu.

En Allemagne, Kuhn calcule la valeur argent d'un fourrage en partant de ce principe, que, la relation nutritive moyenne étant de $\frac{1}{6}$, on peut considérer l'unité de protéïne digestible comme équivalent à six parties de matières hydro carbonées digestibles, la graisse étant ramenée à l'amidon en multipliant par le facteur 2,4 pour les raisons déjà indiquées ; donc un kilogramme de protéïne digestible vaut autant que 6 kilogrammes de matière hydro-carbonée. D'après cela, les principes immédiats sont décomposés en unités en partant des hydro-carbonates et on a :

1 kil. d'amidon, sucre, etc. = 1 unité nutritive.
1 kil. graisse.............. ... = 2,4 unités nitritives.
1 kil. protéïne............. .... = 6 unités nutritives.

Prenons au hasard un fourrage quelconque, le foin de luzerne, par exemple, nous aurons :

Matière sèche............. ... 84,3.
Protéïne brute........... ... 14,4, dont 10 digestibles.
Matière grasse brute ..... 2,2, dont 1 digestible.
Matières hydro-carbonées, 31,3, dont 21 digestibles.
Cellulose brute .... 29, dont 12,5 digestibles.

En décomposant en unités nutritives, nous avons :

10 protéïne digestible $\times$ 6 = 60 unités nutritives.
1 matière grasse digestible$\times$2,4 = 2,4 unités nutritives.
21 matières hydro carbonées di-
gestibles.................... } 33,5 unités nutritives.
12,5 cellulose utilisable.......

100 kilog. de foin de luzerne
contiennent donc .... 95,9 unités nutritives.

En divisant le prix de 100 kilogrammes de foin de luzerne, on a le prix de l'unité nutritive :

Prix du foin de luzerne : 5 francs les 100 kilogrammes = 0 fr. 052 l'unité nutritive.

Ce mode de calcul du prix d'une ration doit être rejeté, il ne répond à rien. D'abord il n'est pas exact de dire que la relation nutritive doive toujours être de $\frac{1}{6}$, lorsque, selon la qualité des denrées, selon les espèces, la relation nutritive descend à $\frac{1}{9}$ et même à $\frac{1}{22}$ comme dans le cas des expériences de M. Grandeau sur l'emploi du sucre dans l'alimentation ; faut-il en conclure que la protéïne a une puissance nutritive vingt-deux fois plus grande que celle des matières hydro-carbonées, tandis que d'après les données actuelles, dans la dernière période de l'engraissement, cette même relation est de $\frac{1}{4}$. Mais on ne peut comparer et additionner entre elles que des unités de même nature ; ici on compare et on additionne des unités plastiques avec des unités énergitiques. Et puisque quand même il faut avoir recours aux mercuriales, il est plus simple d'en déduire immédiatement l'unité de poids, soit le kilogramme, soit l'hectogramme. Les données du problème étant fausses, le résultat ne saurait être exact. Il serait plus juste de réduire tous les principes immédiats en glycose, c'est-à-dire en substance énergitique, et de se reporter au cours de glucose ; on aurait ainsi une des valeurs zootechniques de la ration.

VI

Valeur dynamique des aliments.

On appelle unité de chaleur ou calorie la quantité de chaleur nécessaire pour élever de un degré la température d'un kilogramme d'eau.

Le kilogrammètre est le travail nécessaire pour élever un kilogramme à un mètre de hauteur en une seconde. On entend par travail mécanique d'un moteur le produit de l'effort qu'il exerce par le chemin parcouru par cet effort.

D'après M. Joule, l'équivalent mécanique de la chaleur est la quantité de travail qu'une unité de chaleur ou calorie peut produire. A la suite de nombreuses expériences, on a fixé l'équivalent mécanique de la chaleur à 425 kilogrammètres : c'est à dire que la quantité de chaleur nécessaire pour élever de un degré un kilogramme d'eau peut développer une force motrice capable de soulever un poids de 425 kilogrammes à un mètre de hauteur en une seconde.

La chaleur se transforme en travail ou en puissance vive ; la chaleur est une forme du travail.

On donne le nom de travail mécanique au produit d'une force exprimée en kilogrammes par le chemin parcouru exprimé en mètres. Le chemin parcouru doit être compté suivant la direction de la force.

Depuis les travaux de Lavoisier, on a comparé la machine animale à une machine à vapeur industrielle. Dans les deux cas, il y a consommation de combustible, c'est-à-dire combustion, oxydation et, comme résultat final, transformation de la chaleur produite en force ; cette conception de la machine animale fut introduite par Fick dans la physiologie. La comparaison n'est pas rigoureusement exacte. Le muscle qui se contracte brûle son combustible, s'use et se régénère à chaque instant, tandis que la machine à vapeur ne renouvelle pas sa charpente et n'est pas en même temps chaudière et moteur. D'un autre côté il ne semble pas que la chaleur dégagée par l'organisme animal soit la conséquence d'une combustion dans l'acception du mot. « Toute manifestation vitale dans l'être vivant est nécessairement liée à une destruction organique. » Or la contraction du muscle est un phénomène vital et non l'expression d'une force physique. Nous dirons même que la chaleur dégagée pendant la contraction n'est pas cause de cette contraction, mais en est la conséquence.

Les principes immédiats d'un aliment ne sont pas brûlés en nature, avant ils subissent des transformations qui les rendent assimilables. Les principes albuminoïdes sont tantôt brûlés jusqu'à urée avec production d'acide carbonique, tantôt ils sont hydratés et oxydés incomplètement avec production de corps gras et acide lactique ; enfin dans la formation des matières azotées animales, il y a dédoublement par hydratation avec fixation d'une partie et production de corps gras d'urée et d'acide carbonique. Les substances féculentes sont transformées en glycose par hydratation ; les substances grasses subissent deux espèces de modifications : l'une physique, l'émulsion, l'autre chimique, la saponification ou dédoublement par hydratation en acides gras et glycérine. « En général, lorsqu'un principe organique se dédouble en deux autres substances (ou un plus grand nombre), la chaleur dégagée ou absorbée est égale à la différence entre la chaleur de formation des produits et celle du principe initial. » 180 grammes de glucose se dédoublant en alcool et acide carbonique par fermentation dégagent 71 calories. On voit combien est importante la somme de chaleur qui se produit seulement pendant la digestion, Cette quantité de chaleur, plus celle qui se produit au moment de la fixation de l'oxygène sur les globules du sang, est inconnue, elle ne nous est d'aucune nécessité pour le calcul de la force développée. Elle est utilisée en tout ou en partie pour le fonctionnement des organes internes, ou absorbée au moment où l'acide carbonique se dégage sous un volume gazeux à peu près égal à celui de l'oxygène absorbé. Du reste il se produit des compensations sur les divers points de l'organisme ; les produits de l'oxydation intérieure autres que l'acide carbonique perdent leur calorique par voie de condensation, puisqu'ils sont naturellement liquides ou dissouts.

D'après les travaux de Stohman, Rubner, Berthelot, 1 gramme de principes immédiats d'un aliment, en brûlant au contact de l'oxygène, fournirait les quantités suivantes de chaleur.

Matière albuminoïde sèche	5 calories 734.
Graisse de porc.	9 calories 423.
Amidon	4 calories 116.
Glucose.	3 calories 692.
Urée	2 calories 523.
Cellulose	4 calories 146.

Les matières albuminoïdes ne subissent qu'une oxydation incomplète ; il reste toujours une certaine quantité d'urée (0 gramme 355, pour 1 gramme d'albuminoïdes), qui passe dans les urines. En vertu du théorème des oxydations incomplètes : « L'oxydation incomplète d'un principe immédiat par l'oxygène libre dégage une quantité de chaleur égale à la différence entre la chaleur de combustion du principe et celle des produits actuels de sa transformation », la chaleur

produite par les albuminoïdes brûlant à l'air libre doit
être diminuée de celle que produirait l'urée dans les
mêmes conditions, c'est-à-dire de $0,355 \times 2,523$, et il
reste pour le pouvoir calorifique de l'albumine 4 calories 860. Rubner a démontré expérimentalement que
ce chiffre était encore trop élevé et l'a fixé à 4 calories 0473 seulement.

Si on représente par 100 la capacité calorifique de la
graisse, on a pour l'équivalent isodynamique des principes immédiats :

> Graisse.................... 100.
> Amidon... .... 229.
> Sucre de canne.......... 235.
> Albumine..... .... 235.
> Glucose................ 255.

Mais les principes alimentaires ne sont pas brûlés
dans l'organisme à leur état naturel ; nous avons vu
qu'ils étaient hydratés et oxydés, et ce sont les produits de ces transformations qui sont absorbés et consommés. D'autre part, la valeur calorifique totale d'un
aliment ne saurait être considérée comme représentant
sa valeur cinétique, il faut tenir compte des exigences
de l'organisme pour l'accomplissement des fonctions
physiologiques ; rien que le travail du cœur chez le cheval équivaut à 146,880 kilogrammètres par jour et
représente 330 calories qui demeurent acquises au
bénéfice de la chaleur animale.

Pour aussi séduisante que soit la théorie purement
physique ou mécanique de la production de l'énergie,
elle ne paraît pas pouvoir nous donner la mesure
exacte du travail dont un moteur animé est capable.

Les partisans de l'oxydation directe dans l'organisme
à l'aide d'agents, de ferments spéciaux, avaient déjà
mis en doute l'absolutisme de la théorie mécanique ;

ils avaient imaginé qu'une substance essentielle du muscle, l'*inogène*, pouvait se dédoubler par oxydation en acide carbonique, acide sarcolactique et myosine avec dégagement de chaleur et production de travail mécanique. Traube considérait la myosine comme étant l'agent de l'activité musculaire.

Les travaux récents de M. Chauveau ont ruiné la théorie mécanique, qui a fait place à une théorie physiologique, basée sur l'expérimentation scientifique dont l'application en zootechnie aura les conséquences pratiques les plus heureuses.

Le fait est aujourd'hui acquis : l'énergitique musculaire ne résulte pas de la combustion directe des principes immédiats de l'aliment, mais bien de la transformation de ces principes en glycose ; c'est-à-dire que la valeur trophique d'un aliment est en raison directe de son rendement en glycose.

Rendement en glycose des principes immédiats :

100 grammes de graisse fournissent par oxydation .... 161 gr. de glycose.

100 grammes d'amidon fournissent par hydratation........ 110 gr. de glycose.

100 grammes de sucre de canne fournissent par hydratation...................... 105 gr. de glycose.

100 grammes d'albumine fournissent par hydratation et oxydation...................... 80 gr. de glycose.

100 grammes de glucose fournissent par oxydation.......... 100 gr. de glycose.

Le théorème des oxydations directes et indirectes n'est d'aucune importance pour nous, car la chaleur dégagée au moment de la fixation de l'oxygène sur les globules du sang se trouve dans l'évaluation totale de la chaleur animale, puisque cette première fixation a lieu dans l'intérieur du corps. La quantité totale de chaleur dégagée demeure donc la même que si l'oxygène libre agissait directement.

D'après l'équivalent mécanique de la chaleur, on peut écrire $\frac{T}{C} = 425$ T = travail C = chaleur dépensée ou éteinte dans une transformation thermo-dynamique.

VII

Ration d'entretien.

La ration d'entretien, c'est la ration nécessaire pour entretenir un animal au repos sans qu'il augmente ni ne diminue de poids. Telle est la définition classique ; mais on ne dit pas dans quel état se trouve l'animal. Il peut être en très bon ou très mauvais état ou dans un état intermédiaire. Pour être complète, cette définition devrait être modifiée de la manière suivante : la ration d'entretien est celle qui convient à un animal pour l'entretenir au repos à *l'état actuel* sans qu'il augmente ni ne diminue de poids. De sorte que, pour un même animal, la ration d'entretien est essentiellement variable et ne peut servir de point de départ au calcul d'une ration de production. A proprement parler, la ration d'entretien n'existe pas, du moins telle qu'on l'a considérée jusqu'à ce jour. Il y a une ration nécessaire, indispensable pour assurer les échanges respiratoires en vue de l'accomplissement des actes physiologiques compatibles avec l'existence, le sujet restant au repos et les combustions étant réduites au minimum ; toute autre ration est une ration d'équilibre de nutrition.

Les deux éléments qui pèsent sur l'intensité des combustions respiratoires sont la surface et le poids du corps ; la surface sert de mesure au rayonnement calorifique, il semble donc qu'elle doive aussi servir de mesure aux combustions chargées de compenser les effets de ce rayonnement. De sorte que d'une manière générale, et toutes choses étant égales d'ailleurs, la valeur absolue des combustions est proportionnelle à la surface du corps; cette surface doit donc régler l'intensité de l'alimentation.

La formule qui permet de calculer la surface du corps, proposée par Mech, est représentée par $S = K\sqrt[3]{P^2}$, K étant une constante égale à 11,2. Si réellement les combustions sont en raison directe des surfaces, les animaux à sang chaud doivent produire, pendant l'unité de temps et pour l'unité de surface, la même quantité d'acide carbonique. Or il n'en est pas ainsi ; entre chaque espèce il y a un écart considérable. Le bœuf émet, d'après Henriot et Richet, 3 gr. 70 d'acide carbonique par mètre carré et par heure, le mouton 2 gr. 25, l'homme 2 gr., etc.

La physiologie nous enseigne que l'intensité des combustions respiratoires se règle exclusivement sur les besoins de l'organisme ; cette intensité des combustions exprime la totalité des dépenses chimiques consacrées à l'entretien de l'animal et par conséquent nécessaires pour assurer la fixation de son poids et la température centrale.

L'oxygène consommé par un animal recevant une ration d'entretien est précisément égal à celui qui serait nécessaire à la combustion des produits immédiats désassimilés dans le même temps par cet animal, ce qui explique et excuse l'erreur commise dans l'appréciation de la valeur trophique des aliments d'après leur valeur calorifique. On peut encore et mieux exprimer cette loi de la manière suivante : L'oxygène consommé par un animal recevant une ration d'entretien est égal à celui qui serait nécessaire à la transformation en glycose des principes immédiats assimilés et à la combustion de ce glycose.

La quantité d'oxygène consommé par unité de poids et de temps représente le coefficient respiratoire. Si on multiplie ce coefficient par le pouvoir calorifique de l'oxygène, 4,775, on aura le coefficient thermique, c'est-à-dire la quantité de chaleur correspondante aux unités de poids et de temps.

Le coefficient respiratoire et le coefficient thermique, selon l'expression de Laulanié, sont les constantes de la vie normale chez l'animal au repos et en équilibre de nutrition.

Coefficient respiratoire en O² chez les espèces domestiques.	Coefficient thermique	Oxygène consommé par 24 h^{res} et par kil.
Cheval, 0 litre 233 × 4,775 = 1,112575		5 litres 592
Cheval, 0 litre 244 × 4,775 = 1,1651		5 litres 856
Cheval, 0 litre 243 × 4,775 = 1,16232		5 litres 832
Cheval, 0 litre 250 × 4,775 = 1,193		6 litres
Bœuf, 0 litre 224 × 4,775 = 1,0696		5 litres 276
Bœuf. 0 litre 220 × 4,775 = 1,0505		5 litres 28
Veau, porc, 0 lit. 300 à 0 lit. 350 = 1,4325 à 1,6712		571.2 à 81.3
Mouton, 0 litre 281 × 4,775 = 1,341775		6 litres 544 .

Les documents ci-dessus ont été empruntés aux éléments de physiologie de Laulanié ; il n'est pas surprenant de trouver quelques écarts surtout pour le cheval, à cause des différences de taille, de race et de tempéraments plus ou moins irritables ; le coefficient 0,233 est une moyenne des recherches de Zuntz et Lehmann. La moyenne des quatre coefficients 0,2425 peut être acceptée pour les besoins de la pratique courante ; lorsqu'on voudra établir une ration économique, il faudra tenir compte de certaines influences, surtout de l'état des téguments ; les animaux à poils ras ont un coefficient respiratoire plus élevé que ceux qui sont recouverts d'une épaisse fourrure.

La tonte a une grande influence sur l'intensité des combustions ; mais ses effets sont variables avec la saison, l'âge des animaux et le soin avec lequel l'opération a été faite. Chez le cheval il y a généralement une exagération des combustions de 60 et 70 c/o, et chez les chevaux fins irritables les dépenses chimiques de l'organisme peuvent être de 100 pour 100 plus élevées qu'à l'état normal.

L'oxygène consommé par un animal ne saurait avoir d'autre destination possible que la *combustion* et la *transformation* des principes immédiats ; cet oxygène peut servir à mesurer la somme des calories développées dans l'organisme pendant la période de *transformation* et de *combustion*.

Il existe un rapport constant entre la quantité des principes organiques dépensés dans la combustion et l'oxygène employé dans cette combustion. La consommation de un litre d'oxygène implique la combustion de 0 gr. 937 d'albumine, 0 gr. 488 de graisse ou 1 gr. 20 d'amidon. L'oxygène dépensé dans les combustions organiques produit sensiblement la même quantité de chaleur, quel que soit le régime des animaux. Le coefficient thermique moyen de 1 litre d'oxygène est de 4 calories 775, d'après Laulanié, il pourrait s'élever à 4 calories 980 chez les herbivores. Si donc nous connaissons, en partant du coefficient respiratoire, la quantité d'oxygène consommée par un animal, nous pourrons en déduire la quantité des principes immédiats nécessaires dans la ration d'équilibre de nutrition appelée à tort ration d'entretien.

D'après l'école allemande, qui a fait autorité jusqu'à ce jour, on attribue aux albuminoïdes et à l'amidon une chaleur de combustion égale à 4 calories 1 ; les graisses ayant une chaleur de combustion 2,4 fois plus grande, on les multiplie par le facteur 2,4, afin de les évaluer en amidon et albumine, de sorte que la chaleur de combustion d'une ration peut être représentée par la formule suivante :

$$[MA + MNA + (mg \times 2,4] \times 4 \text{ cal. } 1.$$

Ce mode d'appréciation de la valeur d'une ration nous paraît plus ingénieux que rigoureux ; 10 grammes de graisse en brûlant produisent 94 calories 23. Si nous multiplions par 2,4 pour les évaluer en amidon, nous aurons l'équivalent supposé de 24 grammes d'amidon qui, en brûlant, produiraient 98 calories 784, soit une différence en plus de 4 calories 554, presque la valeur calorifique de 1 litre d'oxygène, ce qui peut entraîner la consommation de 0 gr. 937 d'albuminoïdes ; si ladite transformation porte sur une ration contenant 100 grammes de corps gras, on est exposé à dépenser, rien que pour la calorification, 7 gr. 496 d'albuminoïdes.

La puissance thermogène d'un aliment ne donne pas sa valeur trophique ou nutritive. Depuis la publication des travaux de M. Chauveau, nous savons que la valeur trophique d'une ration est en raison directe de son rendement en glycose, qu'il s'agisse d'une ration de travail ou d'une ration dite d'entretien. Cette vérité, déduite des recherches physiologiques, ressort très clairement des rations dites d'entretien établies expérimentalement et sera encore mieux mise en évidence lorsque nous étudierons les rations de production.

Nous prendrons pour exemples les rations d'entretien établies, en 1884, par MM. Grandeau et Leclerc dans leurs recherches sur l'alimentation au foin, dans lesquelles les principes immédiats de 8 kilogrammes de foin furent suffisants pour maintenir les animaux en équilibre de nutrition, du moins en apparence. « Nous disons en apparence, car la constance du poids vif d'un animal est trompeuse : il se produit toujours des modifications profondes dans les tissus et dans les proportions relatives des éléments qui les constituent. »

Avant d'aborder l'analyse de ces rations, il est nécessaire d'exposer certains principes de chimie biologique.

Nous avons dit, page 62, que l'amidon et le sucre étaient transformés en glycose par hydratation : nous devons ajouter la cellulose et les amides ; la graisse subit la même transformation par oxydation et les principes albuminoïdes par hydratation et oxydation.

Examinons le processus chimique de transformation des amides, en prenant l'asparagine pour type.

$$
\begin{array}{ll}
(1) \quad C^4 H^8 AZ^2 O^3 = 660 & \quad 2\,1/2\,C^6 H^{10} O5 = 405 \\
\quad\ \ \text{asparagine} & \qquad\ \text{glycogène} \\
\quad + 2\,1/2\,H^2 O = \ \ \ 45 & + 5\,CH^4 AZ^2 O = 300 \\
\hline
\qquad\qquad\qquad 705 & \qquad\quad \text{urée.} \qquad\quad 705 \\
\end{array}
$$

$$
\begin{array}{ll}
(2) \quad 2\,1/2\,C^6 H^{10} O^5 = 405 & \\
\quad + 2\,1/2\,H^2 O = \ \ \ 45 & \left.\begin{array}{}\\ \\ \\ \end{array}\right\} 2\,1/2\,C^6 H^{12} O^6 = 450 \\
\hline
\qquad\qquad\qquad 450 & \\
\end{array}
$$

Ces deux formules peuvent se résumer en une seule, en passant au glycose d'emblée :

$$(3) \quad \begin{array}{ll} 5\ C^4H^8AZ^2O^3 = 660 \\ +\ 5\ H^2O = 90 \\ \hline \ 750 \end{array} \quad\left|\quad \begin{array}{ll} 2\ 1/2\ C^6H^{12}O^6 = 450 \\ +\ 5\ CH^4AZ^2O = 300 \\ \hline \ 750 \end{array}\right.$$

Les amides se conduisent donc comme les hydrates de carbone en produisant du glycose par simple hydratation, sans production de CO^2. De la formule (3) on tire que 100 grammes d'amides donnent par hydratation 68 grammes de glycose ; on tire de plus que 1 gramme d'amides donne 0 gr. 454 d'urée, dont la chaleur de combustion est 1 cal. 1466, qu'il faut retrancher de la chaleur de combustion des amides, et il reste comme calorique disponible $3{,}3946 - 1{,}1466 = 2$ calories 248, chiffre qu'il faut retenir et qui complète le tableau de la page 60.

D'après la formule adoptée par M. Chauveau et proposée par M. Armand Gautier, en s'hydratant, les albuminoïdes donnent lieu à la réaction ci-dessous :

$$(4) \quad \begin{array}{ll} C^{72}H^{112}AZ^{18}O^{22}S = 1612 \\ +\ 14\ H^2O = 252 \\ \hline \ 1864 \end{array} \quad\left|\quad \begin{array}{ll} 9\ COAZ^2H^4 = 540 \\ \text{urée} \\ +\ C^{51}H^{98}O^6 = 806 \\ \text{palmitine} \\ +\ C^3H^6O^3 = 90 \\ \text{acide lactique} \\ +\ 9\ CO^2 = 396 \\ +\ S = 32 \\ \hline \ 1864 \end{array}\right.$$

On tire de cette équation que 1 gramme d'albumine forme 0 gr. 50 de graisse ; on a transformé cette graisse en glycose en multipliant par 161, d'où on a déduit que 100 grammes de protéine devaient donner en chiffres ronds 80 grammes de glycose Nous estimons qu'il y a là une erreur en moins qu'il est bon de rectifier. Avant de se transformer en glycose, la matière grasse passe à l'état de glycogène :

$$(3) \quad \begin{array}{lll} C^{51}H^{98}O^{6} & = & 806 \\ + 43\,O & = & 688 \\ \hline & & 1494 \end{array} \left\} \begin{array}{lll} 8\ 1/2\ C^{6}H^{10}O^{5} & = & 1377 \\ \text{glycogène} & & \\ + 6\ 1/2\ H^{2}O & = & 117 \\ \hline & & 1494 \end{array} \right.$$

Il n'y a pas production d'acide carbonique. Le glycogène en s'hydratant passe à l'état de glycose :

$$\begin{array}{l} C^{6}H^{10}O^{5} \\ + H^{2}O \end{array} \left\} \ C^{6}H^{12}O^{6} \right.$$

Nous voyons donc, d'après la formule (3), qu'un gramme de graisse a besoin, pour s'oxyder et passer à l'état de glycogène, de 0 gr. 854 d'oxygène. On pourrait bien déduire aussi qu'un gramme d'albumine, pour passer à l'état de glycose, nécessite 0 gr. 486 d'oxygène, mais on commettrait une légère erreur en moins sans importance, c'est vrai.

D'après ce que nous venons d'exposer, la formule (4) peut s'écrire :

$$(5) \quad \begin{array}{lll} C^{72}H^{112}AZ^{18}O^{22}S & = & 1612 \\ + 16\ H^{2}O & = & 288 \\ + 46\ O & = & 784 \\ \hline & & 2684 \end{array} \left\} \begin{array}{lll} 9\ CO.AZ^{2}H^{4} & = & 540 \\ 8\ 1/2\ C^{6}H^{12}O^{6} & = & 1530 \\ \text{glycose} & & \\ + C^{3}H^{6}O^{3} & = & 90 \\ + 9\ CO^{2} & = & 396 \\ + 5\ O^{3} & = & 128 \\ \hline & & 2684 \end{array} \right.$$

Qu'est-ce que l'acide lactique, sinon 1/2 de glycose? Nous aurions une tendance à admettre que dans cette réaction, surtout lorsqu'il ne s'agit que d'une ration d'entretien bien balancée, cet acide lactique ne se produit pas. C'est là une supposition toute gratuite, et nous continuerons à respecter les données de nos maîtres jusqu'à ce que des études plus approfondies des chimistes biologistes nous aient mieux appris à connaître la molécule albuminoïde dont les secrets semblent si difficiles à pénétrer. La formule (5) donne le véritable rendement en glycose, qui est alors de 94 % au lieu de 80 ; tandis qu'il serait de 100,49 %, si on considérait l'acide lactique comme 1/2 de glycose, nous ne plaçons ici ce chiffre que pour mémoire. Le chiffre 94 semble se justifier dans les rations de production de viande qui nous indiquent bien que le pouvoir trophique de la protéïne oscille pour les adultes entre 91,106, 94,171 et 88,703, selon l'origine de cette protéïne, c'est-à-dire selon qu'elle provient des tourteaux, de la fibrine végétale ou du gluten. De même le rendement des matières grasses est de 170 au lieu de 161. Ce dernier chiffre avait été obtenu d'après la formule suivante que nous prenons dans la première édition du *Traité de physiologie* de Laulanié, page 498 :

$$
\begin{array}{ll}
C^{57}H^{110}O^{6} & 0 \text{ kilog. } 890 \\
\text{stéarine} & \\
+\ 67.0 & 1 \text{ kilog. } 072 \\
\hline
& 1 \text{ kilog. } 962
\end{array}
\left\{
\begin{array}{ll}
8\ C^{6}H^{12}O^{6} & 1 \text{ kilog. } 440 \\
\text{glycose} & \\
+\ 18\ CO_2 & 0 \text{ kilog. } 396 \\
+\ 14\ HO & 0 \text{ kilog. } 126 \\
\hline
& 1 \text{ kilog. } 962
\end{array}
\right.
$$

Nous pensons avec Doyon et Morat (*Traité de physiologie*) que le passage de la matière grasse à l'état de

glycose se fait sans dégagement de CO^2, avec production de chaleur d'après la réaction suivante :

$$\left. \begin{array}{lcr} C^{57}H^{110}O^6 & = & 890 \\ + 49\,O & = & 784 \\ \hline & & 1674 \end{array} \right\} \begin{array}{lcr} 9\ 1/2\ C^6H^{10}O^5 & = & 1539 \\ \text{glycogène} & & \\ + 7\ 1/2\ H^2O & = & 135 \\ \hline & & 1674 \end{array}$$

En passant au glycose d'emblée :

$$\left. \begin{array}{lcr} C^{57}H^{110}O^6 & = & 890 \\ + 2\ H^2O & = & 36 \\ + 49\,O & = & 784 \\ \hline & & 1710 \end{array} \right\} \ 9\ 1/2\ C^6H^{12}O^6 = 1710$$

Ce qui donnerait un rendement de 192 %, chiffre
qui nous paraît un peu élevé. Puisque la palmitine
résulte du dédoublement de la matière albuminoïde,
pourquoi ne pas accepter ce composé comme étalon de
la production du glycose par les matières grasses ? En
résumé nous dirons que le rendement en glycose des
matières grasses devrait être considéré comme étant
de *170* % au lieu de 161 et celui des matières protéïques de *94* % au lieu de 80. Enfin on tire de la formule (5) qu'il faut 0 gr. 490 d'oxygène pour oxyder un
gramme d'albumine.

Nous avons actuellement tous les éléments nécessaires pour analyser ou mieux pour disséquer les
rations d'entretien expérimentalement et scientifique-
ment établies par MM. Grandeau et Leclerc ; loin de
nous l'idée d'en vouloir faire une critique ; les observations qui nous ont conduit à écrire ce travail
manquant de rigueur scientifique, puisque, par la
situation dans laquelle nous sommes placé, par notre

manque d'expérience, nous n'hésitons pas à le dire, il ne nous a pas été possible d'avoir recours aux vérifications nécessaires, nous empruntons à nos maîtres les résultats qu'ils ont publiés, parce que nous y trouvons ce caractère d'authenticité et de rigueur scientifique qui sont indispensables pour la recherche de la vérité ; ils voudront bien nous excuser si, par une interprétation différente qui peut avoir des conséquences pratiques, nous arrivons aux mêmes conclusions.

Les indéterminés qu'on trouve dans les analyses du directeur de la station agronomique de Paris ne sont pas faciles à apprécier ; nous les considérons comme des homologues des sucres, tels que l'inuline, la tréhaloze, la mélitoze, etc., et nous les considérerons comme ayant un rendement en glycose égal à celui du sucre de canne dont la chaleur de combustion directe est de 3,964 d'après M. Berthelot.

Tous les chevaux en expérience reçurent comme ration d'entretien 8 kilogrammes de foin comprimé, de provenances diverses, comme semble le démontrer l'analyse.

Rappelons que le coefficient respiratoire en O^2 est, pour le cheval :

0 lit. 233, soit 5 lit. 592 par 24 heures et par kilogr. (Zuntz et Lehmann).

0 lit. 243, soit 5 lit. 832 par 24 heures et par kilogr. (Laulanié).

0 lit. 244, soit 5 lit. 856 par 24 heures et par kilogr.

0 lit. 250, soit 6 litres par 24 heures et par kilogr. (Zuntz).

Le pouvoir thermique moyen de l'O étant de 4 calories 8 (Laulanié), pour abréger, nous désignerons les chevaux en expérience par des numéros de série, la consommation d'O prévue pour chacun d'eux serait de :

1º Cheval nº 1. — Janvier 1884, du poids moyen de 394 kilogr. 9 ; numéro matricule, 30845.

Consommation de O^2 :

1º 2208 lit. 2808, soit 10599 calories 747.
2º 2303 lit. 0568, soit 11054 calories 6726.
3º 2312 lit. 5344, soit 11100 calories 16512.
4º 2369 lit. 4, soit 11373 calories 12.

2º Le même en août 1884 ; poids moyen 365 kilogr.

Consommation en O^2 :

1º 2041 lit. 080, soit 9797 calories 1840.
2º 2128 lit. 680, soit 10217 calories 6640.
3º 2137 lit. 440, soit 10259 calories 7120.
4º 2190 lit., soit 10512 calories.

3º Le même en septembre 1884 ; poids moyen 366 k. 5.

Consommation en O^2 :

1º 2049 lit. 4680.
2º 2137 lit. 428.
3º 2146 lit. 224.
4º 2199 litres.

4º Cheval nº 2. — Mai 1884, du poids moyen de 404 kilogr.; numéro matricule 29466.

Consommation en O^2 :

1º 2259 lit. 1683, soit 10844 calories 0064.
2º 2336 lit. 128, soit 11309 calories 4144.
3º 2365 lit. 824, soit 11355 calories 9552.
4º 2424 lit., soit 11635 calories 2.

5º Le même en juin 1884, du poids moyen de 407 k. 1.

Consommation en O^2 :

1º 2276 lit. 5032, soit 10927 calories 21536.
2º 2374 lit. 2072, soit 11396 calories 19456.
3º 2383 lit. 9776, soit 11443 calories 09248.
4º 2442 lit. 6, soit 11724 calories 48.

6º Le même en juillet 1884, du poids moyen de 410 kilogr. 6.

Consommation en O^2 :

1º 2296 lit. 0752, soit 11021 calories 160.
2º 2394 lit. 6192, soit 11494 calories 172.
3º 2404 lit. 4136, soit 11541 calories 18528.
4º 2463 lit. 6, soit 11825 calories 28.

7º Cheval nº 3. — Mars 1884, du poids moyen de 419 kilogr.; numéro matricule 26925.

Consommation en O^2 :

1º 2343 lit. 048, soit 11246 calories 6304.
2º 2443 lit. 608, soit 11729 calories 3184.
3º 2453 lit. 664, soit 11777 calories 5172.
4º 2514 lit., soit 12067 calories 2.

8º Le même en juin 1884, du poids moyen de 384 kilogr. 3.

Consommation en O^2 :

1º 2149 lit. 0056, soit 10315 calories 2268.
2º 2241 lit. 2376, soit 10757 calories 1404.
3º 2250 lit. 4608, soit 10802 calories 21184.
4º 2305 lit. 8, soit 11067 calories 84.

9° Le même en juillet 1884, du poids moyen de 387 kilogr. 7.

Consommation en O^2 :

1° 2169 lit. 0184, soit 10411 calories 288.
2° 2261 lit. 0564, soit 10853 calories 0707.
3° 2270 lit. 3712, soit 10897 calories 7817.
4° 2326 lit. 2, soit 11165 calories 76.

10° Le même en août 1884, du poids moyen de 388 kilogr. 4.

Consommation en O^2 :

1° 2171 lit. 9328, soit 10425 calories 277.
2° 2265 lit. 1488, soit 10872 calories 714.
3° 2274 lit. 4704, soit 10917 calories 457.
4° 2330 lit. 04, soit 11185 calories 92.

Les tableaux suivants indiquent la quantité de principes immédiats digérés par chaque animal, la valeur calorifique de ces principes, leur équivalent en glycose : 1° d'après les chiffres classiques ; 2° d'après nos chiffres rectifiés, et enfin la somme totale brute des principes immédiats ingérés que nous donnons à titre de renseignements.

PRINCIPES IMMÉDIATS DIGÉRÉS — Grammes.	VALEUR calorifique des principes immédiats digérés — Calories.	RENDEMENT en glycose — Grammes.	RENDEMENT en glycose rectifié. — Grammes.	PRINCIPES IMMÉDIATS INGÉRÉS.	OBSERVATIONS
N° 1.					
Glucose	237.1	845.3732	237.1	237.1	237.1	Calories du glycose :
Amidon	352.6	1451.3016	387.86	387.86	441.3	1° 1110.3503.
Cellulose saccha-rifiable	496.5	2043.5940	546.15	546.15	1041.4	2° 11257.037.
Cellulose brute	608.5	2504.5860	669.35	669.35	1447.2	
Graisse	22.5	208.2483	35.581	37.57	164	
… déterminés	866.3	3434.0132	909.615	909.615	2131.8	
Protéine	269.7	1310.7420	215.760	253.518	494.7	
Amides	11.6	26.0768	7.88	7.88	67.2	
	11823.9351	3009.296	3049.043		
N° 2.					
Glucose	214.5	791 9440	214.5	214.5	214.5	Calories du glycose :
Amidon	266.6	1097.3256	293.26	293 26	290.2	1° 9467.395.
Cellulose saccha-rifiable	570.2	2346.9432	627.22	627.22	1359.1	2° 9578.00792.
Cellulose brute	604.3	2487.2988	664.73	664.73	1497.1	
Graisse					157.8	
… déterminés	863.9	3424.4996	907.095	907.095	2370.5	
Protéine	243.5	1183.4100	194.800	228.89	494.8	
Amides	38.8	87.2224	26.384	26.384	80.7	
	11418.6436	2927.989	2962.079		
N° 4.					
Glucose	276.6	1027.2072	276.6	276.6	276.6	Calories du glycose :
Amidon	455.1	1873.1916	500.61	500.61	531.5	1° 9467 395.
Cellulose saccha-rifiable	375.9	1543.2044	413.49	413.49	1150.8	2° 9578.00792.
Cellulose brute	465.6	1916.4096	512.16	512.16	1482.9	
Graisse	9.1				153.8	
… déterminés	620	2457.68	651	651	2232.4	
Protéine	214	1033.06	171.2	201.16	470.4	
Amides	72	161.856	49.028	49.028	124.3	
	10012.6088	2574.088	2604.048		
N° 3.					
Glucose	250.6	925.2152	250.6	250.6	250.6	Calories du glycose :
Amidon	345.1	1420.4316	379.61	379.61	376.2	1° 11297.745.
A REPORTER…	2345.6468	630.21	630.21		2° 11415 76.5.

PRINCIPES IMMÉDIATS DIGÉRÉS. — Grammes.	VALEUR calorifique des principes immédiats digérés. — Calories.	RENDEMENT en glycose. — Grammes.	RENDEMENT en glycose rectifié. — Grammes.	PRINCIPES IMMÉDIATS INGÉRÉS.	OBSERVATIONS
Report.....	2345.6468	630.21	630.21		
Cellulose saccharifiable....... 644.7	2653.5852	709.17	709.17	1457.7	
Cellulose brute.. 655.0	2695.98	720.50	720.50	1519.5	
Graisse......... 17	160.191	27.37	28.90	166.3	
Indéterminés ... 743.5	2947.234	780.675	780.675	2076	
Protéine....... 212.4	1032.264	169.22	199.656	471.6	
Amides......... 33.7	75.7576	22.916	22.916	99	
	11910.6586	3060.061	3092.027		
N° 5.					
Glucose 226.4	835.8688	226.4	226.4	226.4	Calories du glycose
Amidon 348.3	1433.6028	383.13	383.13	374.3	1° 11331.1172.
Cellulose saccharifiable....... 631.4	2598.8424	694.54	694.54	1444.1	2° 11405.3191.
Cellulose brute.. 616.4	2537.1024	678.04	678.04	1517.6	
Graisse......... 17.1	161.1333	27.531	46.8027	164.1	
Indéterminés ... 819.9	3250.0836	860.895	860.895	2280.4	
Protéine....... 206.8	1005.0480	165.44	194.392	447.9	
Amides......... 19.3	43.3864	13.124	13.124	63.4	
	11865.0677	3069.100	3097.3237		
N° 6.					
Glucose 245.1	904.9092	245.1	245.1	245.1	Calories du glycose :
Amidon 348.7	1435.2492	383.57	383.57	348.7	1° 10357.817392.
Cellulose saccharifiable....... 379.6	1562.4336	417.56	417.56	1235.6	2° 10398.429392.
Cellulose brute.. 519.3	2137.4388	571.33	571.33	1554.2	
Graisse......... 12.4	116.8452	19.964	21.08	179.3	
Indéterminés ... 936.4	3681.8896	983.22	983.22	2457.4	
Protéine....... 214	1040.04	171.2	201.16	448.7	
Amides......... 19.9	44.7352	13.532	13.532	87.2	
	10923.5408	2805.476	2836.552		
N° 7.					
Glucose 278.4	1027.8528	278.4	278.4	278.4	Calories du glycose :
Amidon 428.6	1762.4712	471.46	471.46	521.7	1° 10634.34819.
Cellulose saccharifiable....... 532.1	2190.1236	585.31	585.31	1208.2	2° 10717.38127.
Cellulose brute.. 603.5	2484.0060	663.85	663.85	1500.6	
A reporter...	7464.4536	1999.02	1999.02		

PRINCIPES IMMÉDIATS DIGÉRÉS. — Grammes.	VALEUR calorifique des principes immédiats digérés. — Calories.	RENDEMENT en glycose. — Grammes.	RENDEMENT en glycose rectifié. — Grammes.	PRINCIPES IMMÉDIATS INGÉRÉS.	OBSERVATIONS
Report.....	7464.4536	1999.02	1999.02		
.... 8.9	83.8647	14.329	15.13	157.1	
...minés ... 707.4	2804.1336	742.77	742.77	2206.6	
...c........ 154.9	752.8140	123.92	145.606	471.2	
.... 0.5	1.124	0.34	0.34	75	
	11106.3899	2880.379	2902.866		
N° 8.					Calories du glycose :
...e 226.4	835.8688	226.4	226.4	226.4	1° 10391.100772.
...a 346.4	1427.0172	381.37	381.37	374.3	2° 10455.108976.
...se saccha-ble...... 581	2391.396	659.1	659.1	1444.1	
...se brute.. 575.6	2369.1696	633.16	633.16	1517.6	
.... 9.3	87.6339	14.973	15.81	164.1	
...minés ... 712.4	2823.9536	748.02	748.02	2280.4	
...e........ 175	850.50	148	164.5	447.9	
.... 5.1	11.4648	3.468	3.468	82.7	
	10797.0039	2814.491	2831.828		
N° 9.					Calories du glycose :
...e 245.1	904.9092	245.1	245.1	245.1	1° 10375.3137.
...a........ 343.2	1412.6112	337.52	337.52	348.7	2° 10431.5875.
...se saccha-ble...... 416.9	1715.9604	458.59	458.59	1235.5	
...se brute.. 586.2	2412.7992	644.82	644.82	1554.2	
.... 19.5	183.7485	31.395	33.15	179.3	
...minés ... 911	3611.2040	956.53	956.204	2457.4	
...e........ 169.9	825.7640	135.92	149.706	448.7	
.... 0.5	1.1240	0.340	0.34	87.2	
	11068.0205	2810.215	2825.430		
N° 10.					Calories du glycose :
...e 214.5	791.9340	214.5	214.5	214.5	1° 11201.528.
...a........ 264.3	1087.8588	290.73	290.73	290.2	2° 11302.736796.
...se saccha-ble...... 592.5	2438.73	651.75	651.75	1359.1	
...se brute.. 661.7	2723.5572	787.87	787.87	1497.1	
...a........ 20.7	195.0561	33.327	35.39	157.8	
...minés ... 855.1	3389.6164	897.855	897.855	2370.5	
...e........ 182.5	886.95	146	171.55	494.8	
.... 17.6	39.5648	11.968	11.968	80.7	
	11553.2673	3034.000	3061.613		

Tableau récapitulatif des quantités d'O² prévues d'après les coefficients de l'espèce, et les quantités nécessaires d'après le rendement en glycose des principes immédiats.

NUMÉROS D'ORDRE		POIDS des animaux	O² prévu d'après le coefficient 5 lit. 592.	O² prévu d'après le coefficient 5 lit. 832.	O² prévu d'après le coefficient 5,856.	O² prévu d'après le coefficient 6.	O² nécessaire pour brûler le glycose.	O² nécessaire pour brûler le glycose rectifié.	TOTAL de O².	TOTAL de O² en comprenant glycose rectifié.	O² POUR OXYDER graisse.	O² POUR OXYDER protéine.	O² D'OXYDATION en litres.
		Kilogr.	litres.	litres.	litres.	litres.	litres.	litres.	litres.	litres.	grammes.	grammes.	litres.
30845	1	394.9	2208.2808	2303.0568	2312.5344	2369.4	2244.934	2274 516	2349.862	2379.514	18.8734	131.153	104.928
	2	365	2041 080	2128.680	2137.440	2190	2184.279	2209 710	2267.727	2293.437	»	119.315	83.448
	3	366.5	2049.460	2137.428	2146.224	2199	2282.8055	2306.652	2365.749	2389.749	14.518	104.076	82.944
29466	4	404	2259.1683	2356.128	2365.824	2424	1920 2696	1942.6188	1993.6076	2015.956	»	104.86	73.338
	5	407	2276.5032	2374.2072	2383.9776	2442.6	2289.5486	2310.603	2370.6336	2391.688	14.6034	101.332	81.085
	6	410.6	2296.0752	2394 6192	2404.4136	2463.6	2092.783	2101.147	2174.929	2183.281	10.5896	106.86	82.144
26925	7	419	2343 048	2443.608	2453.664	2514	2148.7627	2165.536	2207.197	2223.971	7.6006	75.901	58.4
	8	384.3	2149.0056	2241.2376	2250.4608	2305.8	2097.610	2112.543	2165.138	2178.071	7.9422	85.75	67.528
	9	387.7	2169.0184	2261.0564	2270 3712	2326.2	2096.4203	2107.770	2166.3023	2177 852	16.653	83.251	70.082
	10	388.4	2171.9328	2265.1488	2274.4704	2330.04	2263.364	2283.814	2338.271	2358.721	17.6778	89.425	74.907

Les 10 numéros ne se rapportent qu'à 3 chevaux différents.

Poids du litre de l'oxygène : 1 gr. 4298.

D'abord nous disons que la chaleur totale de combustion d'un aliment ou d'une ration, calculée d'après la chaleur de combustion des principes immédiats de cet aliment ou de cette ration, n'a aucun rapport avec leur valeur trophique. Or, on peut tenir pour certain que le glycose représente la forme dernière sous laquelle les hydrates de carbone sont utilisés par les tissus vivants. Mais les hydrates de carbone, pendant leur transformation, ne dégagent qu'une somme de chaleur égale à la différence entre la chaleur de formation de ces principes par les éléments et celle des composés résultants diminuée de la chaleur de formation de l'eau. La chaleur de formation de l'amidon étant de 225 calories 9, pour 1 gramme elle est de 1 calorie 394. La chaleur de formation de l'eau étant de 69 calories, pour 1 gramme elle est de 3 calories 833. Un gramme d'amidon nécessite, pour s'hydrater et passer à l'état de glycose, 0 gr. 111 d'eau. La chaleur de formation du glucose est de 300 calories 4, pour 1 gramme de 1 calorie 668, et pour 293 gr. 260, expérience 2, elle est de 488 calories 157. Retranchons la chaleur de formation de l'amidon, qui est pour 266 gr. 6 de 371 calories 6404, il reste 116 calories 652. Les 266 gr. 6 d'amidon ont nécessité, pour passer à l'état de glycose, 29 gr. 5926 d'eau dont la chaleur de formation est de 113 calories 428 ; la chaleur réellement développée par l'amidon n'est donc plus que de 3 calories 089 et non de 1007 calories 3236. On démontrerait de la même manière, d'après les lois de la thermochimie, que les autres principes immédiats ne dégagent dans l'organisme qu'une somme de chaleur très éloignée de celle de leur chaleur de combustion, chaleur morte, excrémentitielle, n'ayant aucun emploi, pas plus au point de vue de l'accomplissement des actes physiologiques qu'au point de vue cynétique. La chaleur dégagée par la graisse n'est égale qu'à la différence qui existe entre sa chaleur de combustion et la chaleur de combustion de la somme de glycose auquel elle donne naissance.

Les chevaux qui servirent aux expériences de M. Grandeau en 1884, et dont nous venons de décomposer les rations, reçurent indistinctement, quel que fût leur poids et leur taille, 8 kilogrammes de foin, à titre de ration d'entretien. On peut se rendre compte que la somme de principes immédiats digérés par un même cheval n'a pas été constante ; le foin lui-même n'avait pas une composition toujours identique, c'est pourquoi nous avons mis en regard des principes digérés la composition totale de la ration, telle que nous la trouvons dans les *Annales de la science agronomique*, 1886, t. II, 2ᵉ fascicule, édition 1887. Les auteurs de ces expériences considèrent cependant que les animaux se sont maintenus en état d'équilibre de nutrition, ou mieux d'entretien, pour nous servir de leur expression, et que « les variations de poids accusées par les courbes correspondent aux différences constatées dans les quantités d'eau bue ». S'il en est ainsi, un simple coup d'œil jeté sur le tableau récapitulatif suffirait pour se convaincre que le coefficient en O^2 ne correspond pas aux besoins de l'organisme ; mais il n'y a là qu'une illusion. Nous allons voir en effet que la dépense de chacun de ces animaux est bien en raison de son coefficient respiratoire, de plus que l'état d'entretien vérifié à la bascule est plus apparent que réel pour quelques-uns. Loin de nous l'idée de critiquer ces expériences, que nous avons choisies pour notre démonstration à cause de leur authenticité et de leur rigueur scientifique ; nous les interprétons en nous plaçant à un autre point de vue que celui sous lequel leurs auteurs s'étaient placés.

Les trois premiers numéros se rapportent au cheval portant le matricule 39845, dont le poids moyen dans la première expérience, janvier 1884, fut de 394 kilog. 9. La consommation totale d'oxygène, d'après le rendement de la ration en glycose, correspond au coefficient 6, à 20 litres en moins si on ne considère que le rendement calculé d'après les chiffres classiques généralement admis et 10 litres en plus si on accepte notre rectification. Si on tient compte des erreurs probables et possibles de l'analyse, de l'incertitude de la nature exacte des indéterminés et aussi des actes physiologiques que nous ne pouvons pas saisir, on reconnaîtra que l'erreur, si erreur il y a, se trouve dans des limites acceptables.

En août le même cheval ne pesait plus que 365 kilogrammes, la quantité d'O consommé déduit de la teneur en glycose est sensiblement égale à celle prévue par le coefficient 6. L'expérience suivante nous fournira l'explication de l'apparence de consommation plus élevée que celle prévue. Dans cette dernière expérience, septembre 1884, le poids moyen du cheval fut de 366 kilog. 5. La consommation d'oxygène calculée d'après le rendement de la ration en glycose dépasse de 83 lit. 805 le chiffre maximum indiqué par le coefficient 6. Si des 3,060 gr. 061 de glycose total, que la ration est susceptible de fournir, nous retranchons les 169 gr. 220 provenant de la protéine, il nous reste 2,890 gr. 841 de glycose correspondant à une dépense d'oxygène de 2,155 lit. 567, quantité comprise entre les coefficients 5,856 et 6. En un mot toute la substance énergitique est utilisée pour la calorification ; il ne reste plus pour être mis en réserve que l'élément plastique. Nous verrons dans l'engraissement que la matière azotée végétale ou fibrine végétale, pour se transformer en matière animale, donne le quart de son poids de graisse, soit pour le cas qui nous occupe 53 gr. 1. Nous verrons de plus, en admettant que les processus de nutrition soient identiques dans les espèces chevaline et bovine, qu'une augmentation de poids vivant de 1 kilogr. nécessite pour les adultes 91 gr. 106 de matière protéïque végétale, et qu'il faut en même temps 662 grammes de graisse. Nous n'avons que 53 gr. 1 de matière grasse provenant du dédoublement des albuminoïdes ; dans ces conditions, il ne saurait y avoir fixation de matière azotée, car on ne saurait concevoir la fixation de la matière plastique sans celle de la matière énergitique, qui est son satellite indispensable. En admettant qu'il y ait eu fixation, elle est si faible, 35 grammes à peine, qu'on n'a pu l'enregistrer à la bascule. De sorte que cette matière protéïque digérée, élaborée par les travaux de la digestion, travaux qui ne sont pas sous la dépendance de la volonté, ne trouvant pas d'emploi, est comburée à l'état de glycose. Avec une ration un peu moins riche, on aurait encore obtenu la constance du poids ; la preuve, c'est qu'en janvier l'équilibre parfait de nutrition s'est maintenu sur le même cheval, avec 3,009 de glycose, tandis que, pour le cas qui nous occupe, le cheval pesant 28 k. 1 de moins, il aurait suffi de 2,927 gr. 987 de glycose. Nous pouvons donc dire que le supplément de dépense au-dessus de celui prévu par le coefficient 0 n'était pas nécessaire pour l'entretien, elle est plutôt la conséquence d'une sorte de réaction de l'organisme pour se débarrasser des inutilités libérées par la digestion. Cette remarque nous semble avoir une grande importance pour l'engraissement. Il ne faut pas oublier que l'animal, trouvant dans les hydrates de carbone tous les éléments qui lui étaient nécessaires, n'avait pas digéré de graisse. Pourquoi cette anomalie que nous rencontrons chez un autre sujet ?

Le numéro 29466, n° 4 de la série, du poids de 404 kilogr., rendit, en mai 1884, 9,1 de graisse de plus qu'il n'en recevait dans la ration. Il y a là une anomalie qu'on s'explique difficilement, ainsi que le maintien de la constance du poids avec 2,574 grammes de glycose, alors qu'il en a fallu davantage dans les trois expériences successives qui précèdent pour un cheval d'un poids moins élevé. C'est d'autant plus surprenant que le même animal (n° 5) en juin 1884 consomma une quantité d'O comprise entre les quantités prévues par les coefficients 5,856 et 6, son poids moyen étant de 404 kil. et la consommation de glycose de 3.069 gr. 100 au minimum. Le même n° 6 pesa en moyenne 410 k. 6 (juillet). L'O prévu était compris entre 2.296 litres 0752 et 2,463 lit. 6. D'après le rendement en glycose des principes digérés, il n'aurait consommé que 2,183 lit. 281 au maximum. En apparence il a conservé son poids pendant tout le mois de l'expérience, en réalité il a perdu. Il n'a trouvé dans la ration que 2,805 gr. 496 de glycose et au maximum 2,816 gr. 552, ce qui fait une différence de 280 gr. 7717 sur la ration du mois précédent et qui représente l'équivalent de 103 gr. 88 de graisse ou 157 gr. 42 de poids vivant qu'il aurait perdu par jour, ou 4,722 gr. 60 pendant le mois. Le 30 juin, après avoir bu 884 grammes d'eau, il pesait 404 kilog. 8 ; le 1er juillet il ingéra à 7 heures du matin 15,230 gr. d'eau, et il pesa 410 k. 2, soit une augmentation de 5 kilog. 4. De sorte que le poids moyen de 410 k. 6 peut être ramené à 404 kilog. 2, qui se rapproche davantage du poids réel. La perte du mois ayant été d'après nous de 4,722 gr. 60, nous aurions dû calculer les prévisions d'O sur 395 kilog. 383, soit 2,253 litres ou 70 litres en plus que le maximum calculé d'après la transformation en glycose des principes digérés.

Le numéro 26925 a servi à quatre expériences sur la

ration d'entretien. En mars 1884 (n° 7) la consommation totale d'O fut de 2,223 lit. 971, tandis que le minimum prévu était de 2.343 l. 048 ; il y a donc un déficit
dans la consommation de 119 lit 077. Nous disons
que, comme dans le cas précédent, la ration était
insuffisante et que l'entretien n'a été qu'apparent.
Quelle que soit la doctrine à laquelle on se rallie, pour
aussi fervent adepte qu'on soit, on sera bien obligé de
reconnaître qu'il est inadmissible qu'un cheval de
410 kilog. ou de 419 kilog. ne consomme que 10,923 cal.
5408 et 11,106 calories, ou bien 2,805 gr. 475 de glycose
et 2,88). tandis qu'un cheval de 407 kilogr., à la fois en
équilibre de poids et d'oxygène, a consommé 11,865 calories ou 3,069 gr. 100 de glycose, de même qu'un
cheval de 394 kil. 9, n° 1, a consommé 11.823 calories
9351 ou 3,009 gr. de glycose 295. Y a-t-il eu erreur dans
les pesées, y a-t-il eu quelque confusion dans les
analyses, toutes choses qui peuvent parfaitement se
produire ; ou bien cet animal jouissait-il d'une idio-
syncrasie particulière qui lui permettait de se nourrir
de peu ? Cette dernière supposition nous semble d'autant moins admissible qu'en juin, juillet et août,
c'est-à-dire dans les trois derniers mois de l'expérience, l'O consommé se trouve compris : 1° entre les
coefficients 5,592 et 5 832 : 2° qu'en août le minimum
total à 8 litres près équivaut aux prévisions établies
avec le coefficient 6. La totalité rectifiée n'implique
qu'un excédent de 28 litres qui se justifie comme pour
le troisième cas.

L'analyse *calorimétrique* des rations expérimentalement établies nous conduit aux mêmes conclusions
que l'expérimentation physiologique, à savoir : que le
pouvoir nutritif des principes immédiats, considérés
chez un animal en parfait équilibre de poids et de
nutrition, est proportionnel à leur rendement en gly-

cose. On ne saurait donc confondre plus longtemps le pouvoir thermique d'un aliment avec sa puissance trophique.

La température des animaux à sang chaud est constante sous tous les climats et sous toutes les latitudes. La chaleur produite par un animal est sensiblement égale à la chaleur calculée à partir de l'oxygène, dont le pouvoir thermique moyen est de 4 calories 8. Nous disons sensiblement, car les changements chimiques, oxydations, hydratations, déshydratations, dédoublements, peuvent dégager ou absorber de la chaleur, et la chaleur calculée à partir de l'oxygène est toujours un peu supérieure à celle produite par la combustion des principes immédiats. Quoi qu'il en soit, connaissant le poids de l'animal et le coefficient respiratoire, on peut toujours en déduire le *coefficient journalier* et partant la proportion de principes immédiats qui doivent entrer dans la ration. On peut prendre indifféremment l'un ou l'autre des coefficients selon l'état d'embonpoint dans lequel on veut entretenir l'animal, ou même le coefficient moyen, 5,820. La ration d'entretien se trouve ainsi mieux désignée sous le nom de ration d'équilibre de nutrition, qu'on pourrait aussi qualifier de ration de dépense individuelle, en opposition avec le supplément nécessaire pour une augmentation de poids ou pour une production de travail, etc , supplément qui devient la véritable ration de production.

On sait que l'excrétion azotée dépend plutôt de la quantité de matières protéïques contenues dans la ration que de l'état de l'animal, travail ou repos ; ce qui a fait dire à Lambling que « l'organisme tend à adapter toujours la désassimilation azotée à la grandeur de l'azote alimentaire ». On a admis jusqu'ici que l'intensité de destruction incoercible et permanente de l'albumine pouvait être évaluée à partir des chiffres qui mesurent sa destruction sur l'animal à jeun, et on a arrêté les besoins d'albumine pour vingt-quatre heures et par kilogramme de poids vif : chez le cheval de 1 gr. 30 à 1 gr. 43 ; chez le bœuf de 0,30, 0,50 à 0,70 ; chez la vache laitière à 0,75 et chez le mouton de 0 gr. 50 à 1 gr. 30.

Ces chiffres nous paraissent trop élevés. Pendant la période d'inanition, l'animal puise l'énergie qu'il dépense dans ses réserves hydro-carbonées accumulées à l'état d'inclusion et destinées à fournir au protoplasma l'énergie nécessaire pour l'accomplissement de ses fonctions. Or, on ne saurait concevoir le protoplasma vivant sans les réserves énergitiques qui lui sont propres : privé d'elles, il devient inerte, il meurt et est détruit par les combustions. De sorte que pendant l'inanition la dépense azotée n'est plus normale.

En comprenant les amides parmi les corps azotés, comme on en a l'habitude, et cela avec raison, puisqu'ils sont susceptibles de passer à l'état d'acide aspartique, on voit que les animaux en expérience dont nous avons donné les rations ne consommaient que : n° 7, 0 gr. 3756 ; n° 9, 0 gr. 4369 ; n° 8, 0 gr. 4738 ; n° 10, 0,5151 ; n° 5, 0,5555 ; n° 6. 0,5691 ; n° 3, 0,6714 ; n° 4, 0,7079 ; n° 1, 0,7123 ; n° 2. 0.7731 par unité kilogr. vivant.

La quantité de matière azotée à faire entrer dans une ration pour un animal à l'état de santé qu'on veut tenir en état d'équilibre de nutrition dépend de son état d'embonpoint à l'état actuel, et pour chaque état la dépense est à peu près constante pour toutes les espèces et oscille entre 0 gr. 5 et 0 gr. 7.

Pour calculer une ration d'équilibre de nutrition, il faut d'abord calculer la quantité d'oxygène nécessaire, d'après le coefficient respiratoire journalier, et retrancher de ce produit 100, si le foin est riche en matière azotée, ou 80 pour un foin de composition moyenne, nombre qui représente la quantité moyenne d'oxygène nécessaire pour oxyder les corps gras et la protéine ; on multiplie ensuite cette différence par le coefficient thermique moyen de l'oxygène pour avoir le nombre de calories correspondantes. On réduit les principes immédiats du foin en glycose, qu'on multiplie par 3,692, valeur calorifique de ce glycose, et on a tous les éléments nécessaires pour résoudre l'équation.

Soit à établir la ration d'équilibre de nutrition d'un animal du poids de 380 kilogr. La dépense en oxygène serait de 2,280 litres, correspondant à 10,944 calories. D'après les tables de composition chimique des aliments, le foin à employer, apprécié d'après ses qualités apparentes, aurait la composition suivante en matières digestibles : MA = 5,5. m. g. 1. MNA = 40,8. Nous posons l'équation suivante :

$$x \times 5,5 \times 80 + x \times 161 + x40,8 \times 107,5 = x49,87 \text{ de}$$
glycose.

$$x49,87 \times 3,692 = 184,12x.$$

Or, $184,12x$ doit égaler 10944, d'où $x = \frac{10,944}{184,12}$

ce qui donne 5 kilogr. 944 ou 6 kilogr. en chiffres ronds. L'animal recevrait donc 330 gr. de matière azotée, 60 gr. de matière grasse digestible et 2,448 gr. de matières hydro-carbonées digestibles. Les 330 gr. de matière azotée impliquent une consommation de 0 gr. 8684 par kilogramme. L'expérience nous a démontré que cette consommation peut descendre au moins à 0,7734 grammes ; cette ration contiendrait donc 36 gr. 15 de matière azotée de plus qu'il serait nécessaire, et comme la ration d'équilibre de nutrition doit être établie économiquement, nous pouvons supprimer 198 gr. 825 de foin et les remplacer par 3 kilogr. de paille qui, mélangés au foin, augmenteront le volume de la ration et faciliteront le fonctionnement de l'appareil digestif.

Les zootechniciens ne se sont pas encore mis d'accord sur la valeur exacte de l'expression $\frac{MA}{MNA}$ quant à la ration d'entretien. Les uns prétendent qu'elle doit être de 1/6, d'autres de 1/8 et même de 1/9. Il est difficile en effet de donner une valeur précise à la relation nutritive de la ration d'entretien ; l'équilibre apparent de poids peut être obtenu avec des relations différentes. Dans les expériences de M. Grandeau que nous avons relatées, le rapport a été, en confondant les amides et les matières protéïques et en ramenant la graisse à l'état d'amidon :

$$\frac{1}{9,2} \quad \frac{1}{8,9} \quad \frac{1}{11} \quad \frac{1}{7,6} \quad \frac{1}{11} \quad \frac{1}{10,5} \quad \frac{1}{10} \quad \frac{1}{13,6} \quad \frac{1}{14,9} \quad \frac{1}{13,7}$$

Les relations 8 et 9, qui sont très larges, se rapportent à une ration qui a entretenu le cheval en état d'équilibre de poids et probablement aussi en état d'équilibre physiologique, puisque l'oxygène consommé en partant du glycose correspond au coefficient respiratoire. Ces divergences d'opinion ne sont pas pour surprendre ; on a donné à la relation nutritive une signification qu'elle n'a pas ; elle n'a qu'un rapport très éloigné avec la composition de la ration, tandis au contraire qu'elle est en corrélation étroite avec l'état d'équilibre d'azote au moment considéré. Une ration d'une relation de 1/9 produira les mêmes effets qu'une autre ayant une relation de 1/6 ou 1/5, si, dans les deux cas, la somme du rendement en glycose des principes immédiats est la même, en un mot si la somme de chaleur libérée est égale et correspond dans les deux cas à la même dépense en oxygène. Si, au contraire, on donne à un animal une ration supérieure à ses besoins en calories, l'excès de cette ration ne sera pas employé à produire un excédent de chaleur si la quantité de protéïne et de matières hydrocarbonées en excès et digérées se trouvent dans le rapport de $\frac{91.482}{807.98} = \frac{1}{8}$, chiffres correspondant à la quantité de matière protéïque et de matière hydrocarbonée pour permettre une augmentation d'une unité de poids vivant. C'est là le rapport indispensable pour un état d'équilibre de nutrition correspondant à une relation nutritive de la ration de 1/10. Mais, à mesure que l'animal augmentera de poids, l'organisme s'enrichira en azote, et il faudra que la ration soit de plus en plus riche pour entretenir le nouvel équilibre et favoriser de nouveaux gains ; et la matière grasse provenant du dédoublement de la matière albuminoïde augmentera dans les mêmes proportions, de sorte que le rapport des matières albuminoïdes et des matières hydro-carbonées devra devenir plus étroit. Dans l'engraissement comme dans l'entretien, la relation nutritive est sous la dépendance de l'état physiologique actuel, et est en raison de l'état d'équilibre d'azote. On peut donc dire que ce n'est que par réciprocité que la relation de la ration acquiert son importance.

Dans le cas où les matières plastiques et les matières énergitiques ne sont pas dans un rapport défini, les principes immédiats digérés, élaborés par la digestion, fonction indépendante de la volonté, qui se traduit par une série de réactions chimiques et calorifiques, sont brûlés à l'état de glycose.

Lorsqu'on dit qu'il n'y a pas de consommation de luxe, on entend par là que l'organisme ne gaspille pas les éléments qu'il reçoit ; lorsque la calorification est assurée, à ce moment, si ces éléments se trouvent en présence en proportion définie, il y a fixation et non combustion ; la fixation a toujours lieu dans les proportions physiologiques ; mais, lorsque le rapport est détruit, que ce soit la matière plastique qui soit en excès ou la matière hydro-carbonée, comme résultat du travail de la digestion, cet excédent se trouve rejeté par l'organisme par voie de combustion, combustion supplémentaire qu'on pourrait qualifier de combustion de réaction. Du reste, ces écarts ne sont jamais très sensibles ; ils peuvent tout au plus provoquer la consommation de 85 à 90 litres d'oxygène en plus. Lorsqu'ils dépassent cette proportion, et si la situation se prolonge, on tombe alors dans la pathologie.

VIII

Alimentation des jeunes.

La ration d'entretien ou d'équilibre de nutrition ne saurait s'appliquer qu'aux animaux adultes dont le développement est terminé ; pratiquement et surtout économiquement, cette ration ne devrait généralement pas exister ; on doit toujours avoir pour but la création d'un nouveau capital. Il y a exception, cependant, pour les animaux exclusivement de travail pendant la morte saison, qui doivent rester en stabulation, encore faut-il tenir compte de l'état de gestation.

La caractéristique spéciale de la nutrition d'un jeune animal est de former de la substance musculaire avec rapidité ; on doit donc le soumettre à une alimentation à la fois riche en principes azotés et en principes salins, surtout en phosphates ; la ration sera d'autant meilleure que le rapport entre l'acide phosphorique et la magnésie se rapprochera le plus de $\frac{1}{0,051}$ pour les bovidés et $\frac{1}{0,043}$ pour les ovidés et les suidés, l'acide phosphorique étant au numérateur.

L'aliment type du jeune animal, c'est le lait *vivant*; d'abord sous forme de colostrum, après la première semaine, il se concentre, devient comestible et la sécrétion lactée s'accroît considérablement.

Composition du colostrum.

Moyenne de plusieurs analyses.

ESPÈCES	EAU	ALBUMINOIDES	MATIÈRES grasses.	SUCRE	CENDRES
Vache	74.9	17.6	3.6	2.6	1.5
Brebis....	66.4	15.6	9 5	5	1.2
Truie.....	70.1	17.6	3.6	3.8	0.9

Composition du lait.

ESPÈCES	EAU	MATIÈRES azotées.	MATIÈRES grasses.	MATIÈRES extractives non azotées.	SELS
Vache	87	4	4.6	3.8	0.6
Chèvre ...	85.71	4.29	4.78	4.46	0.76
Brebis....	80.8	6.5	6.9	4.9	0.9
Jument...	90.78	1.99	1.21	5.67	0.35
Anesse ...	89.64	2.22	1.64	5.99	0.51

Le colostrum a une teneur très élevée en principes albuminoïdes ; ces principes diminuent à mesure que le sucre de lait augmente. La très grande valeur alimentaire du lait lui vient de la proportion des principes gras et albuminoïdes qu'il renferme sous un état facilement assimilable ; la chaleur produite par une unité de lait de vache est de 178, celle de la farine de lin étant 100 ; le lait contient aussi une forte proportion d'acide phosphorique, de chaux et de potasse. Le rapport des principes azotés aux principes non azotés est plus élevé que dans aucun autre aliment. Lorsqu'on devra recourir à l'allaitement artificiel, l'aliment choisi devra être d'une digestion facile et riche en principes gras et azotés ; tandis que trop souvent on emploie des aliments féculents. Le tourteau de lin est de tous les substituants celui qui se rapproche le plus de la composition du lait.

Un jeune animal tire le plus grand profit de la ration qu'il consomme, lorsqu'elle est bien composée. Ainsi un jeune veau assimile 69 % des principes albuminoïdes contenus dans le lait, 98 % de la chaux et 74 % de l'acide phosphorique. Pendant les premières semaines de son existence, un jeune veau qui consomme 5 kilogrammes de lait contenant 580 grammes de matière sèche augmente de 1 kilogramme par jour. Dans le même temps et toutes proportions gardées, un veau profite dix fois plus vite qu'un bœuf à l'engrais. Ceci s'explique par la grande quantité de nourriture consommée proportionnellement au poids du corps de l'animal, par la plus grande quantité d'eau contenue dans les produits formés et par la faible proportion relative de graisse formée ; pour obtenir le même résultat sur un bœuf soumis à l'engraissement, il faut proportionnellement quatre fois autant de nourriture. Au fur et à mesure que le jeune animal se développe,

que les fonctions deviennent plus actives, il lui faut
une alimentation plus abondante et susceptible de
produire plus de chaleur et de glycose pour satisfaire
aux besoins du travail physiologique et à l'exercice
plus actif auquel il se livre ; la proportion des matières azotées doit donc diminuer et celle des principes hydro-carbonés susceptibles de produire du
glycose doivent augmenter. Dans les conditions ordi-
naires cette modification s'opère normalement, le lait
devient plus riche en matières grasses. Plus un animal
est jeune, plus la proportion de principes alimentaires
qui lui sont nécessaires est élevée relativement à son
poids. A mesure que l'animal augmente de poids, il
absorbe une plus grande quantité absolue de principes
alimentaires ; mais le rapport du poids du corps et de
la nourriture est moins élevé.

A la naissance, un veau de nos grandes races bovines,
s'il est de bonne origine, doit avoir 0 m. 785 de tour de
sangle, et si la nourriture qu'il recoit est convenable,
il doit s'accroître de 0 m. 02707 par semaine jusqu'à
l'âge de deux mois : à cet âge il aura au moins
1 m. 002 de tour de sangle ; à six mois 1 m. 5 à 1 m. 624
et à un an 1 m. 95. Ces données peuvent servir de
point de repère pour se rendre compte si l'alimentation est suffisante.

C'est dans le jeune âge qu'il faut nourrir fort ; mais
il ne faut pas confondre l'alimentation intensive avec
la suralimentation qui confine toujours à la surcharge
des organes digestifs et occasionne des accidents
graves qui ont pour conséquence de donner des
résultats opposés à ceux qu'on se propose d'obtenir,
lorsqu'ils n'occasionnent pas la mort de l'animal.

ALIMENTATION ARTIFICIELLE DES JEUNES VEAUX. — C'est
dans le jeune âge, dès la naissance, qu'on doit com-

mencer à soumettre l'appareil digestif à une gymnas-
tique fonctionnelle, qui lui permettra plus tard d'utiliser dans la plus large mesure les principes immédiats
contenus dans la ration. Pour les races dites de travail
comme pour les races de boucherie, il arrive trop
souvent que le lait de la mère est insuffisant pour
assurer un développement rapide, précoce du jeune
sujet. Les races laitières sont dans de meilleures conditions ; mais tout le lait ne saurait être consommé
par les veaux, sans fausser les résultats de l'entreprise.
Il est évident, personne ne le contestera, que rien ne
saurait remplacer le lait *vivant* de la mère. Chaque
fois que nos intérêts n'auront pas à en souffrir et que
nous aurons en vue la production de sujets d'élite,
nous devrons avoir recours à l'allaitement naturel : si
une vache ne suffit pas, on en donnera deux ; le sevrage
se fera le plus tard possible tout en habituant les
jeunes élèves à consommer des aliments concentrés.
Les fèves trempées pendant vingt-quatre heures et
égrugées constituent un aliment supplémentaire de
premier ordre. Les jeunes animaux s'habituent facilement à les prendre seuls, il suffit de les placer
dans l'auge ; dans les premiers jours on en met de
temps en temps quelques-unes dans la bouche du
veau, il les mastique d'abord assez maladroitement,
puis il en devient très friand. Nous avons vu un veau
âgé de trois mois pesant 165 kilogr. qui n'avait reçu
que le lait de la mère, en moyenne environ 5 litres par
jour, et des fèves. Les résultats ainsi obtenus dans
certaines étables du Lot-et-Garonne ne sont pas pour
nous surprendre, car les légumineuses contiennent
tous les sels du sang, tels que phosphate de potasse,
de soude, de magnésie, ce qui en fait des aliments
précieux pour des animaux en voie de croissance. Les
vesces, les pois, peuvent aussi être employés avanta-

geusement. On se trouve tout aussi bien, au lieu de faire téter le veau, de l'élever au seau ou au biberon. Cela permet d'additionner le lait de certaines substances alimentaires pour compléter la ration. Lorsque les animaux ont de douze à quinze jours, on peut ne leur laisser prendre que le tiers du lait qui leur était destiné ; on le mélange alors à deux ou trois parties de farine de fèves bien tamisée délayée dans deux ou trois litres d'eau tiède : on divise le tout en deux ou trois parties égales, qui serviront à trois repas ; le repas du soir doit être un peu plus copieux que celui du matin et de midi. Chaque fois le mélange sera porté à une température de 30 à 35°.

Les doses à faire consommer ne sauraient être fixes, elles doivent varier avec la force et l'âge du sujet. On doit éviter de trop dilater l'estomac afin d'assurer une bonne digestion et mettre l'animal à l'abri des affections intestinales, qui sont la conséquence d'une alimentation artificielle mal composée ou trop volumineuse. A six semaines les jeunes veaux ainsi nourris sont bons à être livrés à la boucherie. Si on veut conserver le jeune animal pour l'élevage, on augmentera graduellement la dose de farine de fèves et par suite la quantité d'eau. On se trouvera bien d'ajouter 25 à 30 grammes de mélasse ou de sucre de glucose par litre de lait.

La carotte cuite, bien délayée dans du lait, constitue un aliment de première qualité pour les veaux de boucherie auxquels elle donne une viande ferme et savoureuse.

Dans les cas que nous venons d'examiner, nous avons utilisé le lait *entier*, en proportions variables. Nous devons maintenant envisager l'allaitement artificiel proprement dit, qui, d'une manière générale, ne saurait s'appliquer pour la production des veaux de boucherie de premier choix.

7

Il ne faut pas perdre de vue que le but poursuivi est d'obtenir un développement rapide, sans temps d'arrêt, le plus économiquement possible, en se mettant à l'abri des accidents. Le moyen naturel de nourrir les veaux consiste, avons-nous dit, à leur laisser prendre le lait à la mamelle ; mais ce moyen ne saurait être pratiqué d'une manière absolue dans les fermes où l'exploitation du lait est le but principal ; c'est pourquoi, d'une manière générale, on pratique le sevrage de très bonne heure, à cinq semaines ou deux mois, sans se préoccuper de pourvoir aux besoins du jeune animal, le laissant ainsi à la merci de l'influence des milieux. L'alimentation artificielle a un très grand avantage sur l'alimentation à la mamelle, on peut augmenter ou diminuer à volonté la quantité de lait à mesure que le veau vieillit, et le lait écrémé peut être employé avec addition d'autres aliments comme substituants de la matière grasse. Nous considérons que les veaux peuvent être élevés dans d'aussi bonnes conditions et avec des aliments d'un prix moins élevé que le beurre après qu'ils sont arrivés à l'âge de trois ou quatre semaines. Les veaux nés en hiver doivent être tenus à l'étable.

Les veaux peuvent être appris à boire aussitôt après la naissance, sans leur permettre de téter, même une seule fois ; mais il faudra toujours leur faire consommer le premier lait (colostrum), jusqu'à ce qu'il soit comestible, puis on les nourrira au lait frais pendant quelques jours. A l'âge de deux semaines on ajoutera un peu de lait écrémé au lait pur, qu'on supprimera graduellement pour ne plus donner que du lait écrémé. Aussitôt que le veau commencera à ruminer, on lui présentera un peu de farine d'avoine ou de farine de lin qu'on pourra tremper dans le seau aussitôt que le lait sera absorbé ; après deux ou trois jours, lorsqu'il aura pris son repas liquide, le jeune animal commencera à regarder et à attendre avec impatience son supplément de ration. Cette méthode si simple est recommandable plutôt que celle qui consiste à faire bouillir les farines pour les mélanger au lait ; on évite plus facilement la surcharge de l'appareil digestif, l'animal ne prenant que ce qui lui convient. Le lait sera toujours donné à la température de 34 à 35° ; de préférence on fera chauffer au bain-marie. Pour ne pas altérer la digestibilité du lait, on ne dépassera jamais la température de 38°. Le colostrum étant coagulé par la chaleur devra être consommé immédiatement en sortant de la mamelle. Tout en nourrissant bien, il faudra éviter de pousser à l'engraissement les sujets qu'on voudra garder comme élèves, il faudra se contenter d'une augmentation de poids vivant de 5 à 600 grammes par jour à partir de l'âge de deux mois et demi. Si ce gain est régulier et permanent, on pourra être sûr que la ration contient les sels minéraux nécessaires au développement du squelette. Autant que possible on réservera pour les élèves le foin de trèfle qu'on mélangera avec des racines.

Nous soutenons que l'élevage des veaux est rémunérateur et, dans toutes les fermes où les travaux le permettent, on devrait élever chaque année le nombre d'animaux nécessaires pour remplacer ceux qui sont destinés à la vente. Par ce moyen, on connaîtrait au moins les origines, la sélection serait plus facile et plus sévère, et bientôt il y aurait des familles en renom, recherchées par ceux dont la situation ne leur permet pas de suffire à leur propre élevage. Dans toute exploitation où cette industrie sera possible, on sera largement dédommagé des peines et soins qu'on aura pris, à la condition de n'avoir que de bonnes vaches, bien racées, réunissant au plus haut degré les caractères des aptitudes auxquelles les animaux sont destinés. C'est surtout pour la production laitière que la sélection devra être bien conduite ; non seulement elle devra porter sur la vache, mais aussi sur le taureau, qui devra toujours avoir de qui tenir par ses ancêtres. Les éleveurs de cette catégorie devraient toujours connaître les aptitudes à la fois beurrières et laitières de leurs vaches et éliminer sans aucune restriction tous les sujets issus de familles même douteuses. Nous commettrons peut-être une hérésie zootechnique en disant que les caractères laitiers doivent primer les caractères de race. Avant tout, il faut être industriel et par conséquent employer tous les moyens licites pour obtenir la somme la plus élevée des produits que nous devons manufacturer. Du reste, le temps balancerait bientôt les écarts du début, et les caractères de race ne tarderaient pas à se fondre avec ceux des aptitudes. Une bonne vache, bien nourrie, peut donner une quantité de lait suffisante pour élever trois et quelquefois quatre veaux dans la même année, à la condition de recourir à des aliments concentrés supplémentaires appropriés aux besoins des jeunes sujets. Il est évident, et nous le répétons afin de ne pas être taxé d'exagération, que durant les trois premières semaines les veaux font beaucoup mieux avec le lait de leur mère ; si on le leur laisse prendre plus longtemps, le résultat n'en sera que meilleur ; mais, comme nous avons en vue d'indiquer ici le moyen d'élever un certain nombre de veaux avec un nombre limité de vaches, l'addition d'aliments supplémentaires doit commencer de bonne heure. Toutes les fois que cela sera possible, le jeune veau consommera le lait propre de sa mère pendant la première semaine ; il s'en trouvera mieux que de prendre le lait d'une autre vache. L'élevage des veaux demande beaucoup de soins et d'attention, c'est une entreprise qui ne doit jamais être tentée par le fermier qui n'en a pas le goût ou qui ne peut y consacrer le temps nécessaire. Il faut une attention soutenue, une grande régularité dans la distribution des repas ; il n'y a rien de pire, pour les jeunes animaux de toute espèce du reste, que de prendre leurs repas à des heures différentes ; ils souffrent de la faim, ne profitent pas en raison de ce qu'ils consomment, le plus souvent même ils ne donnent que des mécomptes ; c'est dans ces conditions que souvent on a condamné l'allaitement artificiel, oubliant que ce n'était pas l'opération en elle-même qui était mauvaise, mais bien que c'était la manière dont elle était conduite qui était blâmable.

Aussitôt après la naissance, lorsqu'ils auront été bien séchés, les veaux devront être placés dans des box bien propres, bien sains, munis d'une bonne litière de paille. Si dans la suite il se produisait des cas de diarrhée, les malades seraient isolés et la place occupée par eux désinfectée avec une solution concentrée de sulfate de cuivre ; il sera même utile de râcler la surface du sol, s'il n'est pas bétonné, afin d'assurer une désinfection complète.

Le veau doit avoir son premier repas environ une heure après qu'il est né. On doit éviter de lui laisser prendre trop de lait, pour ne pas surcharger l'estomac. Un litre suffit pour un animal moyen ; le lait fraîchement tiré sera servi à la température du corps de la vache. Par la suite, le nourrisseur devra avoir beaucoup de jugement, d'autres diraient de pratique, pour apprécier la quantité de lait qu'il doit laisser prendre au veau. Il est impossible de fixer des doses pour suffire aux besoins journaliers de chaque animal, car ce qui ne serait que de l'abondance pour un, pourrait bien être de l'excédent pour un autre, ou insuffisant pour un troisième ; c'est en cela que gît une des grandes difficultés de l'élevage des veaux à la main. Lorsqu'on donne trop de lait à un repas, le veau ne prend pas la même quantité à l'autre ; cette alimentation irrégulière est de nature à entraver son développement. Quelquefois l'animal boira goulument pendant deux ou trois jours, puis il sera rassasié sans être malade, refusera de boire, ou boira très peu pendant un jour ou deux ; il dépérira et ce sera du temps perdu qu'on ne rattrapera qu'à la longue. Si au contraire la ration n'est pas suffisante, l'animal ne profitera pas. Pendant les premières trois semaines, on doit donner trois repas par jour. A cet âge on peut supprimer le lait à midi et le remplacer par une petite quantité de tourteau de lin moulu très fin. Les résultats les plus satisfaisants sont obtenus en donnant du lait frais jusqu'à l'âge de trois semaines ; à cet âge le veau a pris de la force, et il est capable de supporter le lait écrémé mélangé d'abord avec une égale quantité de lait entier qu'on remplacera graduellement par des aliments cuits. Lorsque ces substitutions sont acceptées par le jeune élève, si la vache est bonne laitière, on peut avoir du lait de reste pour commencer l'élevage d'un deuxième veau qu'on conduira comme précédemment. En suivant les indications que nous avons données, on peut se rendre compte qu'on peut élever trois ou quatre veaux dans la même année avec la même vache. Un mélange par parties égales de 450 gr. de farine de lin et de farine d'avoine bouilli dans 4 à 5 litres d'eau environ donnera une sorte de bouillie de premier choix qu'on pourra ajouter au lait écrémé. Il est de bonne pratique de faire tremper préalablement les farines dans l'eau froide pendant trois ou quatre heures avant de les faire bouillir.

Les veaux commencent à manger à trois semaines ; la nourriture qu'on leur présentera devra donc être des plus savoureuses, le tourteau de lin convient pour commencer. Pour habituer le jeune animal à manger, on le saisit doucement et on lui met un peu de tourteau dans la bouche ; on répète cette opération plusieurs fois pendant trois ou quatre jours jusqu'à ce qu'il prenne seul le tourteau dans l'auge, qui doit être placée à sa portée ; on augmente graduellement la ration jusqu'à 500 grammes par jour. S'il y a des restes, on doit les enlever et toujours tenir l'auge bien propre. En même temps on met un peu de foin dans le râtelier, qu'on renouvelle à chaque repas, s'il n'est pas tout consommé, pour distribuer ces restes aux animaux adultes. A l'âge de six semaines on commencera à donner des racines : carottes, rutabagas, navets de Suède, ces deux dernières sont précieuses pour les animaux en voie de croissance, parce que, si le terrain sur lequel elles ont été cultivées a reçu des phosphates, surtout sous forme de noir animal, ou de phosphates d'os, elles en auront utilisé la plus grande partie pendant leur végétation. C'est encore le meilleur moyen d'administrer l'acide phosphorique. Les racines doivent toujours être dans un état de division suffisant pour éviter les accidents.

Ce n'est que vers l'âge de quatre à cinq mois qu'on devrait sevrer complètement, et, au lieu de réduire la quantité de nourriture liquide, il est préférable d'en abaisser la qualité en ajoutant un peu d'eau, cela servira de boisson alimentaire. A l'âge de six mois seulement, on supprimera totalement le lait et les bouillies pour mettre l'animal au régime ordinaire des tourteaux, farines, foin et racines. Si on est en hiver et que la saison soit mauvaise, on les mettra dehors pendant quelques heures seulement ; ce ne sera que lorsque les beaux jours seront arrivés qu'on devra utiliser le pâturage permanent, même pendant la nuit.

Le plus généralement, lorsque les animaux sont au pré, ils ne sont l'objet d'aucun soin particulier. C'est là une erreur contre laquelle il est bon de réagir, pour que l'opération soit économique et réellement rémunératrice, on doit continuer à assurer leur développement régulier en leur distribuant chaque jour plus ou moins d'aliments concentrés selon l'état du pâturage, car ils sont à un stade de leur existence duquel dépend leur avenir.

Voici encore une manière très pratique et très avantageuse de conduire l'allaitement artificiel des jeunes veaux. Le premier jour, c'est-à-dire après la naissance, on fera faire quatre repas au jeune animal, si c'est possible, en ne lui laissant prendre chaque fois qu'environ un demi-litre du lait de la mère, soit qu'on fasse téter, soit qu'on fasse prendre à la bouteille ou au biberon. On évitera de donner le lait froid, mais on se rappellera qu'il ne faut pas faire chauffer le colostrum. La ration sera augmentée graduellement et devra être portée à deux litres par repas vers le quatrième ou le cinquième jour ; à partir de ce moment on ne fera plus faire que trois repas par vingt-quatre heures. Pendant la deuxième semaine on continuera le même régime et, à l'âge de quinze jours, le lait de la mère sera mêlé par moitié avec du lait écrémé dans lequel on aura ajouté un quart de litre par litre de soupe de graine de lin. Lorsque le veau aura environ quatre semaines, on placera devant lui une poignée de bon regain ou une ou deux carottes cuites, coupées ; ces aliments ne seront pas consommés d'abord, mais l'animal pourra ainsi s'habituer à manger. A chaque repas, ces fourrages seront renouvelés et l'auge bien nettoyée.

A partir de la cinquième semaine, la ration contiendra deux litres et demi de petit lait, toujours additionné de la même quantité de soupe de lin. Après les repas du matin et du soir, on présentera du regain de bonne qualité. Ce régime sera continué jusqu'à la fin de la huitième semaine en augmentant graduellement la quantité de regain. A la neuvième semaine on pourra supprimer la soupe de lin ; après le repas de midi on donnera une poignée de tourteau de lin, environ 100 grammes, moulu ou broyé bien menu, mélangé avec des racines cuites. Si on est au printemps, les racines pourront être remplacées par des fourrages verts hachés, de préférence des graminées, car, à cet âge, nous avons souvent vu le trèfle et la luzerne occasionner des ballonnements et par suite un temps d'arrêt dans le développement de l'animal. Ce ne sera que vers la douzième semaine qu'on supprimera le lait au repas du milieu du jour, pour le remplacer par 200 grammes de tourteau de lin et des racines cuites, coupées : les rutabagas, les carottes, sont indiqués à cause de leur teneur en acide phosphorique, substance qui, comme chacun le sait, est indispensable au développement du squelette. A défaut de racines, on continuerait le fourrage vert. Vers la douzième ou treizième semaine le lait peut être complètement supprimé. Cependant, si le petit lait abonde dans l'exploitation, on ne saurait en faire un meilleur emploi, à moins qu'on le réserve pour les porcs.

La préparation de la soupe de lin demande certaines précautions. On fera tremper pendant quelques heures 700 grammes de graine de lin dans 16 litres d'eau, puis on fera bouillir pendant environ une heure et demie. On délaiera 150 grammes de farine de froment dans une quantité d'eau tiède suffisante pour éviter qu'il ne se produise des grumeaux et on versera sur la graine de lin un quart d'heure avant de retirer du feu. Cette farine a pour but de neutraliser les propriétés laxatives de la graine de lin. La soupe ainsi préparée sera placée dans un endroit frais, où elle pourra se conserver pendant une semaine si on a soin de n'y puiser qu'avec des ustensiles très propres et de la tenir à l'abri de l'air. Si, au lieu d'employer des graines de lin entières, on les employait moulues, on pourrait faire directement le mélange avec la farine de froment ; il suffirait alors de porter à ébullition pendant quelques minutes.

Au lieu de mélanger les farines au lait écrémé, dès que l'animal a environ huit jours, on lui présente sur la main un peu de tourteau moulu : il s'habitue peu à peu à en prendre une certaine quantité ; après peu de temps on pourra placer la farine au fond du seau, le veau la léchera avec avidité lorsqu'il aura pris le lait écrémé. Il semble qu'il y ait quelque avantage à agir ainsi ; d'abord on évite la main-d'œuvre que nécessite le mélange de la farine au lait, il y a économie de combustible et les veaux sont moins sujets à contracter la diarrhée, enfin l'animal ne prend que la quantité d'aliments solides qui lui convient.

HUILE DE FOIE DE MORUE. — Il résulte des expériences faites sur la ferme de Sir Robert Jardine par le Dr Gillespe que l'huile de foie de morue est le substituant du beurre le plus pratique et le plus économique. Ces expériences, commencées en 1898, furent continuées les années suivantes au collège d'agriculture de Yorkshire, sous la direction du professeur Campbell. Le 16 mai 1899, on acheta quinze jeunes veaux. Du 16 mai au 9 juin, ils reçurent tous du lait frais, d'abord quatre fois par jour, puis trois fois seulement, la quantité totale étant portée graduellement de quatre litres et demi à six litres. Le 17 juin, les veaux furent pesés et divisés en trois lots. Le premier lot continua à recevoir six litres de lait par tête et par jour en trois fois. Le deuxième lot eut une partie du lait frais remplacé par du lait écrémé auquel on ajouta 16 grammes d'huile de foie de morue ; le lot trois eut aussi une partie du lait frais remplacé par du lait écrémé auquel on ajouta un mélange de farines, composé de deux parties de farine de graine de lin, une partie de farine d'avoine, une partie de farine de riz et une partie de farine de fèves des marais, le tout bien tamisé. L'addition au lot trois fut faite à cause de la fréquence avec laquelle les farines sont employées lorsqu'on nourrit les veaux avec du petit lait. A partir du 19 juin ces animaux ne firent plus que deux repas par jour, tout en consommant la même quantité de lait qu'avant. Le 15 juillet, l'huile de foie de morue ayant été portée à 60 grammes, on commença à leur donner un peu de tourteau de lin et de son, environ trois kilogr. par jour entre tous. Ce mélange fut augmenté graduellement jusqu'à la fin de l'expérience et porté enfin à 22 kil. 500 de tourteau de lin et 14 kilogr. de son, avec du foin de prairie naturelle. En prenant le prix du lait consommé par le lot 1 à 0 fr. 80 les 4 litres 50, la valeur du lait consommé fut de 1 fr. 25 par tête et par jour ; le prix de l'huile de foie de morue était de 6 fr. 25 les 4 litres 50, le lait écrémé fut estimé à 0 fr. 10 les 4 litres 50. Le lot 2 revint donc à 0 fr. 40 par tête et par jour ; tandis que le lot 3 qui prenait la farine revint à 0 fr. 10 par tête et par jour, plus le lait écrémé, c'est-à-dire un peu plus de 0 fr. 40 par tête et par jour. Tous les animaux eurent à leur disposition du foin de prairie naturelle à volonté. Les pesées furent faites aux dates ci-dessous :

DATES.	LOT 1.	LOT 2.	LOT 3.
17 Juin......	329 k.265	275 k.909	283 k.013

DATES.	LOT 1.		LOT 2.		LOT 3.	
15 juillet	371 k.		370 k.546		375 k.082	
12 août......	506	665	463	069	415	446
9 septembre	624	531	581	891	536	998
16 novembre	1.003	009	860	060	953	402
13 décembre.	1.034	989	950	631	945	527
10 janvier...	1.103	022	1.078	075	1.047	121
7 février ...	1.251	331	1.223	188	1.221	395
7 mars.....	1.350	657	1.361	542	1.322	989
4 avril.....	1.422	769	1.425	945	1.371	519
2 mai......	1.524	817	1.510	644	1.481	009

L'huile de foie de morue était simplement mélangée avec le lait et les veaux la prenaient sans difficulté ; on ne dépassa pas la dose de deux onces par jour, une plus grande quantité semble relâcher les intestins ; mais il ne faut pas confondre cet accident avec la diarrhée pathologique. La farine fut donnée sous forme de brouet mélangée au lait écrémé. Le sevrage complet eut lieu au commencement de septembre. L'augmentation journalière moyenne par tête durant les douze semaines du 17 juin au 9 septembre fut, pour les veaux au lait frais, de 680 gr. 312 ; pour ceux à l'huile de foie de morue de 623 gr. 620, et pour ceux à la farine de 538 gr. 582. Il résulte de la comparaison de ces chiffres que, quoique les veaux au lait frais eussent profité davantage, la dépense fut environ trois fois plus élevée que pour ceux à l'huile de foie de morue et hors de toute proportion avec l'augmentation de poids. Lorsque les veaux eurent environ deux mois et demi, il y eut peu de différence entre le lait entier et l'huile de foie de morue, et ces derniers étaient de beaucoup supérieurs à ceux nourris avec de la farine. Après le sevrage, les veaux à l'huile de foie de morue se ressentirent plus du changement de régime. Au commencement de l'hiver on acheta dix autres veaux, trois furent élevés avec du lait écrémé et de l'huile de foie de morue. Lorsqu'on cessa le lait, l'huile fut continuée mélangée au son ; cette manière de procéder parut donner de meilleurs résultats qu'en supprimant l'huile en même temps que le lait. Un point qui est en faveur de l'huile de foie de morue, c'est le peu de main-d'œuvre nécessaire, comparée à celle que nécessite l'emploi de la farine. Au printemps de l'année suivante, on fit une nouvelle expérience : quatre veaux furent nourris avec du lait frais et huit avec du lait écrémé et de l'huile de foie de morue. Au sevrage, quatre de ces derniers veaux continuèrent à recevoir de l'huile de foie de morue pendant quelque temps, mélangée à du son et du tourteau. Le résultat de cette expérience montra que l'huile de foie de morue pouvait être recommandée avec confiance comme substituant du beurre pour l'élevage du veau ; le prix de revient fut de un tiers au-dessous de celui du lait frais et montra en même temps la supériorité des veaux à l'huile de foie de morue sur ceux nourris avec de la farine et du lait écrémé.

En 1899, des expériences nouvelles furent entreprises au collège d'agriculture du Yorshire, à Garforth, dans le but de rechercher si l'huile de foie de morue ne pourrait pas être employée avantageusement comme substituant de la matière grasse du lait dans l'élevage des veaux. On fit deux lots, un alimenté avec du lait frais et l'autre avec du lait écrémé additionné d'huile de foie de morue. Les animaux nourris avec du lait entier donnèrent, il est vrai, un meilleur résultat, mais le surcroît de dépense fut hors de proportion avec la différence de poids. En 1900, les expériences furent continuées.

Certaines personnes ayant objecté que la qualité de

la viande pouvait être altérée, on chercha à vérifier le
bien fondé de cette supposition. En 1899, trois lots de
veaux furent nourris respectivement avec du lait
entier, du lait écrémé et de l'huile de foie de morue, et
du lait écrémé et de la farine. Après le sevrage, tous
les veaux furent traités de la même manière. Au début
de l'expérience, chaque lot était composé de cinq
veaux, quatre mâles et une femelle ; mais les génisses
furent supprimées avant le deuxième essai. Malheureusement un des mâles du lot 1 au lait entier mourut,
de sorte qu'il n'en resta plus que trois pour être com-
parés aux autres lots ; dans ce lot les trois animaux
gagnèrent 401 kilogr. 843, le lot 2 gagna 399 k. 143
et le lot 3, 379 kilogr. 264, soit une augmentation
moyenne de 393 kilogr. 4. Le lot à l'huile de foie de
morue, qui pesait au début 419 kilogr. 076, pesait à la
fin de l'expérience 989 kilogr. 625. En comparant le
gain par tête, les veaux au lait entier gagnèrent
455 gr. 613, ceux à l'huile 455 gr. 840 et ceux à la
farine 455 gr. 444. On voit ainsi la supériorité de
l'huile de foie de morue.

Quant au rapport du poids vif au poids mort, ce
furent encore les veaux à l'huile de foie de morue qui
tinrent la tête, car leur rendement fut de 58,56 %
contre 57,90 pour le lot au lait entier et 57,08 pour le
lot à la farine. « The Leeds cooperative stock » acheta
tous les animaux, et le rapport fait remarquer que les
bêtes au lait entier étaient les plus mauvaises ; les
bêtes nourries avec de la farine avaient un meilleur
dedans, mais comme ensemble elles ne valaient pas
celles nourries avec l'huile de foie de morue ; celles-ci
avaient les rognons plus couverts et donnèrent la meilleure viande. Ainsi, dans les premiers stades de l'existence, l'huile de foie de morue n'a eu aucune influence
fâcheuse sur la qualité de la viande, ni sur le rendement.

Une autre expérience fut faite l'année suivante pour savoir si on pouvait employer l'huile de foie de morue avec avantage, après le sevrage, aux veaux qui y étaient déjà accoutumés. On choisit donc douze veaux âgés d'environ huit jours, on leur donna deux fois par jour 3 litres 50 de lait frais par tête. A l'âge de six semaines, cette ration augmentée graduellement était de 4 litres 688. A ce moment ils furent divisés en deux lots : un de quatre veaux qui continuèrent à ne recevoir que du lait, et l'autre de huit qui fut mis graduellement à la ration du lait écrémé et de l'huile de foie de morue ; le 12 mai, c'est-à-dire une semaine après, la substitution était complète. La quantité de lait consommée par chaque veau était de 5 litres 860 et de 60 grammes d'huile de foie de morue ; le 19 juin, la ration de lait fut portée à 8 litres 032 et elle fut continuée jusqu'au 12 septembre. On procéda alors au sevrage graduel, qui fut complet une semaine après. Le 2 juin, on avait commencé à donner 900 grammes environ d'un mélange de tourteau de lin et de son pour tout le lot, jusqu'au 22 septembre, on augmenta graduellement la ration du mélange jusqu'à 2 kilogr. par tête et par jour. Tel fut le traitement auquel les deux lots furent soumis, en faisant observer que les animaux furent toujours tenus en stabulation permanente. Le résultat final fut conforme à celui de l'année précédente. Le poids moyen du lot au lait entier était, au 15 septembre, de 159 kilogr. 194, et celui de l'autre de 128 kilogr. 808, soit une différence de 30 kilogr. 386. En 1899, la différence était moins prononcée. Les veaux au lait entier ont donc mieux profité puisqu'ils ont pesé plus que les autres ; mais la différence du prix de revient n'est pas en rapport. En admettant que le lait entier valut 0 fr. 80 les 4 litres 54 et le lait écrémé 0 fr. 20, le prix de revient par tête et par jour, au moment où la ration est au maximum, fut de 1 fr. 25 pour le lot 1 et de 0 fr. 40 pour le lot 2, l'huile revenant environ à 0 fr. 05 l'once. La différence entre le poids moyen des veaux n'est donc pas en rapport avec la différence du prix de revient. On doit aussi faire remarquer que le lot 2 ne recevait que deux onces d'huile de foie de morue, tandis que le lot 1 recevait quatre fois plus de matières grasses avec les 6 lit. 84 de lait. La seconde partie des recherches eut pour but d'établir si on pouvait continuer l'huile avec avantage et à la même dose aux veaux qui y étaient déjà accoutumés. Le lot 2 fut donc divisé à son tour en deux autres lots de quatre veaux chacun de poids aussi égal que possible. A l'un d'eux on continua l'huile de foie de morue à raison de deux onces par tête, qu'on mélangea avec le tourteau et le son, le reste de la ration restant la même pour tous. Lorsque commença cette nouvelle expérience, le lot qui continuait à recevoir l'huile de foie de morue pesait 517 kilogr. 247 gr., et les veaux qui avaient été nourris avec du lait pesaient 636 kilogr. 778 gr. Le 30 mars, les premiers pesaient 1,365 kilogr. 625 gr. et avaient dépassé les seconds. Le gain moyen pour chacun des trois lots avait été de 907 gr. 088 pour les veaux au lait, de 1 kilogr. 019 pour ceux qui continuaient à recevoir de l'huile, et de 935 gr. 434 pour les autres. De sorte que les veaux au lait entier étaient ceux qui avaient le moins produit pendant cette période de l'expérience. On voit donc que le lot qui était devenu le numéro 2 avait dépassé le lot 1 ; même en ayant continué l'huile, la quantité de matière grasse consommée durant les 295 jours ne fut que de 590 onces contre 735 de matière grasse consommée par les veaux au lait entier. Si on compare avec le lot 3 auquel on avait supprimé l'huile au sevrage, la supériorité du lot 2 est manifeste. Il ressort

de cela qu'on peut continuer l'huile de foie de morue
avec avantage après le sevrage ; cependant, cette règle
mérite une plus ample consécration. Cette expérience
confirme encore celle des années précédentes. L'huile
de foie de morue peut être employée avec confiance ;
c'est un substituant de la crème auquel les jeunes
veaux s'habituent facilement, son emploi nécessite
peu de peine et de travail.

Il n'y a peut-être rien de bien nouveau dans le
rapport des expériences sur l'élevage des veaux à
Garforth publié par le *Yorkshire council for agricul-
tural education conjoinctly with the university of Leeds.*
Néanmoins c'est un document des plus intéressants
qui ait été publié depuis quelques années. Ces expériences, qui prirent fin en 1903, ont duré cinq ans. Le
rapport complet avec le rapport des bouchers sur les
animaux tués est un document très suggestif avec des
faits et des chiffres clairement présentés et intel-
ligibles pour tous. Le but de ces expériences était de
déterminer la valeur de l'huile de foie de morue,
comparée avec les anciens systèmes d'élevage connus.
Il est intéressant de reprendre les résultats des années
précédentes. Il est incontestable que la première année
le lait frais donna les meilleurs résultats apparents,
quoique, eu égard au prix de revient, l'huile de foie de
morue puisse être recommandée avec confiance pour
remplacer la crème ou les farines. Il est assez curieux
aussi de voir que les veaux au lait entier se soient
trouvés moins bons que les autres ; ils n'étaient nullement comparables à ceux nourris avec de l'huile de
foie de morue, ni même à ceux nourris avec de la
farine. En 1900, les veaux alimentés avec du lait
écrémé et deux onces d'huile de foie de morue con-
trastèrent avec ceux nourris au lait entier. Pour faire
une comparaison scientifique, nous dirons qu'un veau

qui consommait 6 litres 80 de lait entier recevait quatre fois autant de matière grasse qu'un veau nourri au lait écrémé (6 litres 80) et 2 onces d'huile. Les expériences de 1900 furent encore très concluantes en faveur de l'huile de foie de morue, quant au prix de revient. Cette année-là, quatre veaux reçurent de l'huile de foie de morue après le sevrage mélangée au tourteau et au son ; ces expériences montrèrent le bien fondé de cette pratique, le rapport des bouchers fut des plus favorables. En 1901, on eut en vue de rechercher quelle serait la valeur de l'huile de foie de morue continuée après le sevrage, les animaux devant être mis au pâturage. On continua donc à donner de l'huile aux veaux qui y étaient déjà accoutumés. D'une manière générale, les avantages prévus d'après les expériences précédentes ne furent pas confirmés ; ces derniers ne se développèrent pas dans des proportions suffisantes pour justifier la continuation de l'huile dans ces conditions.

Les expériences de 1902 furent entreprises afin de fixer les doses d'huile de foie de morue à faire entrer dans la ration et aussi pour savoir si l'huile brune donnerait les mêmes résultats que la blonde, avec la première la dépense n'étant que de 0 fr. 35 par jour au lieu de 0 fr. 40. Les veaux qui reçurent l'huile de seconde qualité se comportèrent mieux que ceux qui reçurent de l'huile de première qualité. La conclusion qu'on tira de cette expérience fut que l'huile de foie de morue est le meilleur substituant des farines et de la crème. Mais il n'y eut aucun sérieux avantage à continuer l'huile après le sevrage. Les expériences des années précédentes se trouvèrent donc confirmées et l'emploi de l'huile de seconde qualité permit de réaliser une économie appréciable tout en obtenant les mêmes résultats. On essaya aussi d'augmenter la dose d'huile et de la porter à quatre onces, les résultats montrèrent qu'on devait s'en tenir aux premiers essais.

En 1903, on eut pour but de rechercher si une quantité plus élevée d'huile de foie de morue donnerait de meilleurs résultats et s'ils confirmeraient ceux des années précédentes. On se proposait en même temps d'établir une comparaison avec la farine d'avoine. Les veaux ne furent mis au pâturage qu'à l'âge de 12 mois ; mais pendant l'alimentation lactée ils furent mis dans une prairie pendant le jour. Ils furent divisés en quatre lots, chacun reçut respectivement six litres de lait frais, 6 litres de lait écrémé et deux onces d'huile de seconde qualité, 4 lit. 50 de lait écrémé et deux onces de farine d'avoine réduite en bouillie. La farine d'avoine était portée à ébullition pendant une demi-heure au moment du repas et distribuée en mélange avec le lait écrémé. On donna deux onces d'huile de foie de morue pendant deux mois ; à partir de ce moment on augmenta la dose. La farine d'avoine ne put être supportée que jusqu'à 907 gr. 080 par jour. Lorsque les expériences commencèrent, chaque veau recevait 120 grammes d'un mélange à parties égales de tourteau, de graine de lin et de son qu'on augmenta graduellement jusqu'à 680 grammes pour chacun, le foin était donné à volonté ; en juin on ajouta 250 gr. de betteraves qu'on porta graduellement à 750 gr.; vers la fin juin les betteraves furent remplacées par du trèfle vert et on diminua la ration de foin ; vers le milieu du mois de juillet le trèfle fut remplacé par des vesces mélangées à du foin haché. Les veaux au lait frais furent les plus lourds, mais le prix de revient du poids vif par animal fut de 58 fr. 10, tandis que ceux qui avaient reçu de l'huile de foie de morue de seconde qualité ne revenaient qu'à 23 fr. 70. Les veaux du lot recevant de la farine d'avoine, ayant été mal conduits dès le début de l'expérience, se dégoûtèrent ; ils se développèrent mieux lorsqu'on les mit à la prairie au commencement de l'été.

Les résultats de ces cinq années d'expériences peuvent se résumer comme suit :

1º L'huile de foie de morue, comme substituant de la crème, peut être employée économiquement et sans crainte dans l'élevage des veaux ;

2º Les veaux élevés au lait écrémé et à l'huile de foie de morue ne se développent pas autant, pendant la période de lactation, que ceux élevés au lait entier, mais la différence n'est pas en raison de la dépense ;

3º Comme on court quelques risques dans l'emploi de l'huile brune, qui coûte moins cher, et comme l'huile blonde ne revient pas à un prix bien plus élevé, il est plus prudent d'employer celle-ci ;

4º La continuation de l'huile de foie de morue après le sevrage n'est pas justifiée ;

5º Les veaux peuvent être élevés économiquement avec un mélange de farine d'avoine et de lait écrémé ;

6º Il résulte des expériences de 1903 que les veaux conduits aux prés pendant la période de lactation se développent mieux que ceux tenus en stabulation permanente ;

7º La diarrhée blanche qui s'est montrée à Graforth semble être due à une alimentation mal comprise ou à quelque altération soudaine dans la composition du lait. Elle peut être évitée en partie en alimentant les veaux à des intervalles fréquents et réguliers. Si la maladie apparaît, le traitement doit être prompt. L'isolement est à recommander, car il n'est pas encore prouvé que la maladie n'est pas infectieuse.

Note de l'auteur. — La diarrhée blanche est toujours contagieuse ; le meilleur remède après l'âge de quinze jours, c'est le lait écrémé caillé.

On est en droit d'être surpris de la facilité avec laquelle les jeunes veaux digèrent certains aliments concentrés. Dans certaines contrées, lorsque le veau est arrivé à l'âge de trois semaines, la mère n'a plus une quantité de lait suffisante pour nourrir convenablement son fruit ; nous avons vu employer, et nous l'avons fait nous-même, du froment ou de la semence de jarousse à la dose de un demi-litre par jour, soit environ 375 grammes, sans avoir subi aucune préparation. Les grains sont mis dans une bouteille de un litre qu'on remplit d'eau, on verse lentement dans la bouche de l'animal en prenant toutes les précautions pour éviter l'engouement ; aussitôt après on fait téter. Jamais nous n'avons vu la diarrhée survenir avec cette alimentation supplémentaire et la viande conservait toute la blancheur de celle des animaux de lait. Nous reprochons à ce procédé primitif de n'être pas toujours pratique à cause des accidents qui peuvent se produire. La farine de coco que nous avons essayée provoque des diarrhées réfractaires à tout traitement.

Il est certaines races qui sont si peu laitières qu'il est de toute nécessité, si on veut les améliorer, d'avoir recours à une alimentation spéciale et intensive dès le jeune âge ; il faut donc aider la mère par l'emploi de rations supplémentaires capables de remplacer le lait qui fait défaut. On continuera à faire téter le veau, ou mieux à lui faire consommer le lait au seau ou au biberon, après lui avoir donné son supplément de nourriture, qu'on commencera à lui faire prendre vers l'âge de quinze jours. On commencera par des doses faibles, 50 grammes par repas, qu'on augmentera graduellement.

L'excipient le plus convenable est le thé de foin fait avec un kilogramme de bon foin sur lequel on verse environ 20 litres d'eau bouillante.

Rappelons la composition moyenne du lait de vache :

Eau, 87 % ; corps gras, 4,6 % : sucre, 3,8 % ; sels, 0,6 % dont 0,2 d'acide phosphorique.

Les éléments qui entrent dans la composition du lait, ou leur équivalent, doivent de toute nécessité se trouver dans les buvées. Le lait de vache a une densité moyenne de 1,029 à 1,034. Pour obtenir les mêmes résultats qu'avec un litre de lait il faut : 899,50 d'eau, un litre en chiffres ronds, cette eau sera du thé de foin ; 47 gr. 554 de corps gras, 41 gr. 36 de principes azotés, 39 gr. 392 de sucre et 2 gr. 068 d'acide phosphorique. On éprouve de réelles difficultés pour faire une substitution rationnelle des principes élémentaires du lait, car les équivalents nutritifs sont loin de remplir le but proposé, d'autant que l'équivalent en matière azotée ne concorde pas avec l'équivalent en matière hydro-carbonée. Par le tâtonnement on peut toujours déterminer la quantité de substances alimentaires nécessaires. Cette manière de procéder entraîne une perte de temps pendant lequel l'animal ne profite pas ; si on force les doses, on provoque la diarrhée. Une seule denrée ne peut jamais suffire pour préparer ce que nous nous permettrons d'appeler improprement un lait artificiel.

Les équivalents isoglycosiques nous semblent mieux répondre aux besoins de la pratique que les équivalents nutritifs. Dans le cas présent, nous n'avons pas à nous préoccuper des transformations ultimes que subit la matière azotée de l'aliment ; nous savons qu'elle est indispensable à l'accroissement du sujet, à la formation des muscles, c'est-à-dire de la viande, et qu'aucune autre partie composante du fourrage ne saurait remplir cette fonction. Il n'en est pas de même du sucre et des matières grasses du lait qu'on pourrait remplacer par des féculents.

La matière grasse contenue dans le lait correspond à 76 gr. 58 de glycose, la matière sucrée à 41 gr. 38, soit un total de 117 gr. 94 qui sont brûlés pour l'entretien de la chaleur animale ou accumulés sous forme de graisse.

Pour composer les buvées qui doivent remplacer le lait il est de toute nécessité de n'avoir recours qu'à des aliments concentrés ayant un coefficient de digestibilité très élevé ; les tourteaux, les farines blutées réunissent les conditions requises. Pour les raisons déjà indiquées, nous donnons la préférence aux farines des légumineuses ; à l'âge de quinze jours, âge auquel on peut commencer l'allaitement supplémentaire, un mélange de farine de lin et de farine de fèves donne les meilleurs résultats. La farine de lin doit être aussi fraîchement moulue que possible, conservée dans un récipient en terre verni à l'intérieur placé dans un endroit frais à l'abri de l'humidité.

Composition de la farine de lin et de la farine de fèves avec l'équivalent en glycose de la matière grasse et des glycosides :

Farine de lin : 21,7 MA ; 37 m.g = 59,51 glycose. 17,5 MNA = 18,81 glycose = 78,32 glycose total.

Farine de fèves : 29,05 MA ; 2 m.g. = 3,22 glycose. 55,85 MNA = 60,038 glycose = 63,25 glycose total.

Si nous représentons par x la farine de lin et par y la farine de fèves, il faudra que la somme des éléments nous donne d'une part 41,36 de matière azotée (MA) contenue dans un litre de lait et d'autre part 117,94 de glycose qui est l'équivalent des matières grasses et du sucre contenus aussi dans un litre de lait ; nous pouvons donc écrire les deux équations suivantes :

$$21,7\,x + 29,05\,y = 41,36.$$
$$78,32\,x + 62,25\,y = 117,94.$$

D'où on tire pour x 89 gr. 5 et pour y 75,5, soit un total de 165.

Cette ration contiendra exactement 41 gr. 25 de matière azotée et 118 gr. 06 de glycose.

La farine de fève contrebalance les effets relâchants de la farine de lin. On fera tremper au préalable dans de l'eau froide et on portera ensuite à ébullition pendant dix minutes pour réduire à un litre, on fera prendre à la température de 30 à 35°, pas davantage. On pourra commencer par un litre par repas, c'est-à-dire par 165 grammes de farine en augmentant la dose graduellement. Le mélange indiqué contiendra en moyenne 1 gr. 225 d'acide phosphorique, sans compter celui qui pourra se trouver dans le thé de foin si le foin qui a servi à le préparer est de bonne qualité. A mesure que l'accoutumance s'établira, on pourra remplacer la ration ci-dessus par 52 gr. 50 de tourteau d'arachides et 150 gr. 54 de farine de riz, calculés comme ci-dessus ; ce mélange donnera 41 gr. 349 de matière azotée et 117 gr. 92 de glycose, plus 6 grammes d'acide phosphorique. Les bons effets qu'on obtient de la farine de riz même employée seule sont dus autant à sa richesse en acide phosphorique qu'à sa teneur en principes immédiats. Un mélange de 700 gr. de carottes cuites et de 68 gr. 9 de tourteau d'arachides constitue un excellent aliment pour les veaux qu'on destine à la boucherie. La carotte a un coefficient de digestibilité très élevé ; récoltée à point c'est de toutes les racines celle qui contient le moins de

— 121 —

principes ligneux, elle jouit de propriétés hygiéniques exceptionnelles ; bien cuite, bien réduite en pulpe, elle n'augmente pas sensiblement le volume de la ration et est très bien supportée par l'estomac des jeunes animaux. Le tourteau d'arachides devra être porté à ébullition avant de faire le mélange, qui sera servi à la température de 30 à 35°. En règle, il sera toujours bon de recourir à l'emploi de denrées riches à la fois en matières grasses et en matières protéïques.

Dans le tableau ci-contre, nous donnons la nomenclature et la composition des substances qu'on peut le plus généralement employer pour l'alimentation artificielle des jeunes veaux :

SUBSTANCES	MA	MG	EI	MNA	EI	EI TOTAL	
Lait..............	41.36	47.564	76.58	39 392	41 36	117.94	2.068
Tourteau d'arachides	44.35	5.66	9.11	28.30	30.425	39.5325	1.40
Tourteau de lin	28.30	10	16.10	31.50	33.8625	49.9625	2.37
Farine de pois	22.4	3	4.83	52.6	56.545	61.375	0.995
Farine de fèves	29.05	2	3.22	55.85	60.0387	63.2587	1
Farine de sarrazin..	9.2	4.8	7.72	61.3	65.8975	73.6175	0.38
Farine d'orge	13	2.2	3.542	67	72.025	75.567	0.047
Farine de maïs.....	15.2	3.8	6.118	70.5	75 7875	81.9055	0.306
Farine de riz décortiqué....	12	10.8	17.388	46.5	49.9875	67.3755	4.57
Farine d'avoine	9.65	3.80	6.118	69.55	74.71	88.248	
Tourteau de Sésame	33.5	11.5	18.515	15.5	16.6625	35.1775	2.07
Carottes	1.5	0.2	0 322	10.9	11.7175	11.9175	0.45
Lait centrifugé.....	3.5	0.3		4.9			
Farine de lin dégraissée ...	27.8	2.1	3 381	33.9	36.4325	39.8135	2.30

MA représente la matière azotée, que nous considérons comme étant exclusivement destinée à former la *viande* ; MG matières grasses, MNA sucre et glycosides ; EI équivalents isoglycosiques. Ce tableau a été établi en prenant les quantités digestibles probables ; les farines, moins celle de lin, doivent être parfaitement ment blutées.

La farine de lin est généralement considérée par les Anglais comme ayant une valeur nutritive égale à celle du lait ; elle manque de principes azotés et il est préférable d'employer 136 grammes de cette farine et 27 grammes de tourteau d'arachides.

Pour remplacer les 47 gr. 564 de matières grasses contenues dans un litre de lait, il faudrait 73 gr. 50 de fécule ; nous estimons que, si ce substituant a donné de bons résultats chez certains éleveurs, il n'est pas à recommander d'une manière générale, pour les raisons exposées à l'article digestion ; à moins, après l'avoir hydratée, d'y ajouter de la poudre de malt ou du ferment butyrique et faire digérer pendant quelques heures à une température inférieure à 70°.

Le lait, selon qu'il provient de la traite du matin ou du soir, d'une vache nourrie avec des fourrages secs ou des fourrages verts, etc., présente des différences plus sensibles dans sa composition que les différents mélanges qu'on peut faire d'après la méthode de calculs que nous avons indiquée ; l'emploi de la farine de lin et des tourteaux permettra de sevrer de bonne heure, sans temps d'arrêt dans le développement, en se conformant aux indications déjà données pour la conduite du régime, le sevrage devra se faire graduellement, et les substitutions ne devront jamais se faire brusquement sans transition.

Dans le courant de janvier 1899, un éleveur anglais, M. Morgon, conseillait, dans une conférence qu'il fit à

Balfron sur l'alimentation des veaux, un mélange de deux parties de farine de pois, une partie de farine d'avoine et une partie de farine de lin. Les Anglais, que nous pouvons prendre pour modèles pour toutes les questions d'alimentation, prétendent que la farine de lin doit être la base de l'alimentation artificielle des veaux, à cause de sa richesse en principes gras ; les équivalents isoglycosiques donnent l'explication de ce fait qui repose sur une longue expérience d'éleveurs de profession. Si nous n'avons pas dévoilé la composition des lactins, nous pensons avoir indiqué à chacun le moyen d'en préparer plus économiquement sans fenugrec ou autre substance aromatique, dont le rôle essentiel est de masquer la nature des denrées employées. Les buvées doivent toujours être données à la température du corps de l'animal. Il est bon aussi, surtout au début, de multiplier les repas, d'en faire faire quatre par jour jusqu'à ce que l'accoutumance soit établie. On évite ainsi les surcharges intestinales.

CHEVAL. — Il arrive souvent qu'une poulinière est mauvaise laitière, d'autres fois la mère meurt pendant la mise-bas. Le lait de vache est le meilleur aliment qu'on puisse donner pour remplacer le lait de la mère. Le premier contient moins de sucre, on peut en ajouter, mais il faut éviter de le délayer avec de l'eau. Lorsqu'on sera dans la nécessité de recourir à l'allaitement artificiel, pour les jeunes poulains, on fera faire de quatre à cinq repas par jour avec chaque fois vingt-cinq centilitres de lait de vache sucré, jamais davantage. On augmentera la dose graduellement, à mesure que l'animal prendra de l'âge ; si le lait pur paraissait incommoder le jeune sujet, on ajouterait une cuillerée d'eau de chaux seconde par demi-litre de lait ; si la constipation survenait, on donnerait de une à quatre cuillerées d'huile de ricin selon l'âge et le poids. On devra surveiller que la diarrhée ne persiste pas après la purgation et, si besoin était, on aurait recours au sous-nitrate de bismuth. A l'âge de quatre semaines, on ajoutera un peu de farine de lin au lait de vache, environ 100 à 150 grammes par jour, qu'on donnera en deux fois. L'animal sera habitué à manger de bonne heure, on lui servira un mélange par parties égales de son et d'avoine moulue ou finement concassée. A l'âge de quatre mois on pourra remplacer le lait entier par le lait écrémé, et on commencera à faire consommer un peu d'herbe fraîche. L'alimentation artificielle des poulains est une opération très délicate, qui demande à être conduite avec beaucoup de tact. Les farines des légumineuses, les fèves, les lentillons principalement doivent être mélangés par moitié dans la ration d'avoine aussitôt que le poulain sera en âge de manger, afin de favoriser le développement du système musculaire. Ces grains devront avoir subi le trempage pour faciliter la mastication.

Le plus souvent, l'alimentation des jeunes chevaux est réglée d'après les conditions économiques qui président à l'exploitation de la ferme ; quoiqu'il soit important d'abaisser le prix de revient d'un jeune cheval, il ne faut pas pousser l'économie jusqu'à la parcimonie si on ne veut pas que l'opération se traduise par une perte déguisée par un bénéfice apparent. Lorsqu'il y a un temps d'arrêt dans le développement d'un jeune animal, il a moins de valeur au moment de la vente que lorsqu'il a été nourri d'une façon substantielle pendant son jeune âge. On ne saurait donc trop recommander de faire consommer de l'avoine pendant la première année ; la quantité à faire consommer sera toujours en raison inverse de la qualité du foin.

En résumé, le poulain demande une bonne alimentation pendant le premier hiver, et après le sevrage. Lorsqu'il est encore avec la mère, on doit l'habituer à prendre un peu de foin et de l'avoine concassée ; on le préparera ainsi graduellement à consommer sa ration lorsqu'il sera sevré et, si, dans la première année, le jeune cheval a reçu de bonnes fondations, plus tard il sera bien développé et la nourriture n'aura pas besoin d'être aussi abondante le deuxième et le troisième hiver lorsqu'il rentrera du pâturage. Si le yearling a été négligé, si la nourriture lui a manqué, soit en qualité, soit en quantité, la faute sera irréparable, on ne rattrapera jamais le temps perdu. Le supplément de dépense occasionné par l'achat d'aliments concentrés est largement compensé par la plus-value acquise à l'âge de quatre ans. Il est plus avantageux de soumettre un poulain à un bon régime que d'en élever deux en les nourrissant médiocrement.

L'avoine est certainement le meilleur des aliments pour les jeunes chevaux, quelle qu'en soit la race ; pour les chevaux de selle aucun autre grain ne saurait la remplacer ; on peut peut-être nourrir les chevaux de gros trait plus économiquement. Il est impossible de poser des règles invariables pour nourrir les jeunes chevaux ; leur mode d'alimentation dépend de la nature des fourrages récoltés sur la ferme. Le maïs ne convient pas aux élèves à cause de sa faible teneur en albuminoïdes et du manque de matières minérales. Cependant, pour les grosses races on peut le donner additionné de farine de légumineuses ou de malt d'orge dans la proportion de une partie de maïs pour 3 1/2 des autres substances. On peut aussi donner du son ; mais, afin d'assurer une bonne mastication, on le mélangera aux grains ou à de la paille hachée. Le tourteau de lin, donné en quantité modérée, est aussi un .

bon aliment, malgré sa valeur marchande son emploi est économique, surtout si on considère les bons effets qu'il a sur la santé des jeunes animaux. Pendant l'hiver, pendant la période de stabulation, on ne négligera pas de faire consommer des carottes ou des betteraves sucrières. Trop souvent on considère que la valeur d'un cheval dépend exclusivement de son origine, perdant ainsi de vue que la manière dont il a été nourri pendant sa jeunesse exerce la plus grande influence sur sa valeur future.

AGNEAUX. — Il est facile de comprendre que l'avenir des agneaux dépend de la manière dont ils auront été traités; on doit envisager cette question sans se préoccuper de la destination des animaux. L'état des agneaux dépend beaucoup de l'état des mères. C'est donc à tort qu'on se contente le plus souvent de ne donner aux brebis nourrices que ce qu'elles trouvent au pâturage; à moins que celui-ci ne soit de bonne qualité et que les herbes soient abondantes, on doit toujours donner une ration de racines écrasées ou coupées mélangées avec du tourteau d'arachides, du son, de la farine d'orge, afin de contrebalancer les effets laxatifs des racines ; les betteraves favorisent la sécrétion lactée. On se plaint quelquefois que le troupeau n'est pas d'un bon revenu ; cela tient à ce qu'on ne le traite pas avec assez de libéralité. Lorsque les brebis nourrices ne peuvent pas sortir, un peu de foin ne suffit pas pour les entretenir en bon état de lactation. Il ne faudrait pas tomber d'un excès dans un autre ; une nourriture substantielle composée de denrées de bonne qualité, voilà tout le secret d'une bonne réussite.

Le sevrage des agneaux doit se faire graduellement ; on doit commencer de bonne heure à les habituer à manger et ne pas oublier que la variété dans l'alimentation est une des conditions de la réussite. Immédiatement après le sevrage on donnera un peu de grain, de l'orge, de préférence à l'avoine. Les limites du cadre que nous nous sommes tracé ne comportant pas l'étude des pâturages, nous dirons cependant que, dans une ferme où le troupeau aura quelque importance, une sole de ray grass à proximité de la bergerie facilitera le sevrage et contribuera à entretenir les jeunes animaux en bon état, ce qui permettra de les livrer de bonne heure à la boucherie, et on favorisera aussi le développement des animaux qu'on voudra conserver dans le troupeau.

Porcs. — Lorsque les jeunes porcs commencent à manger, on doit leur faire prendre peu de nourriture à la fois, mais il faut qu'elle soit de bonne qualité. Les aliments ne seront ni trop secs ni trop humides ; le lait écrémé remplacera toujours l'eau avec avantage ; un mélange par parties égales de son et de recoupes, additionné par moitié de farine d'avoine décortiquée, formera une bonne ration. La farine d'orge, riche en principes minéraux, remplacera utilement la farine d'avoine. Dans le premier âge, les porcs doivent faire quatre repas par jour. Après le sevrage, qui a lieu à l'âge de quatre à cinq semaines, on devra faire graduellement la séparation d'avec la mère. A l'âge de trois mois on ne fera plus faire que trois repas par jour, mais les animaux seront conduits à la prairie ; à ce moment, si le prix du marché le permet, la farine d'orge pourra être remplacée par la farine de froment.

La farine de maïs n'est pas à conseiller pour les jeunes porcs, à moins de la donner en petite quantité et mélangée avec d'autres aliments farineux ; en hiver, le son ou les recoupes seront additionnés de substances riches en hydrates de carbone, telles que les pommes de terre. Malgré qu'on ne soit pas d'accord sur le degré de digestibilité des composés phosphatés, nous n'hésitons pas, fort en cela de nos observations pratiques, pour conseiller (pour les porcs) d'ajouter des phosphates calcaires à la ration. Dans certaines contrées d'Amérique où le maïs est la base des rations, on a dû ajouter des cendres de charbon aux provendes, pour se mettre à l'abri des affections rachitiques qui affectent trop souvent l'espèce.

IX

Rations de production.

Travail.

A l'exception des chevaux adultes qui demeurent en stabulation pendant la morte saison, la ration d'équilibre de nutrition n'existe que théoriquement ; dans toutes les circonstances, les animaux sont des machines à transformation qui doivent créer chaque jour un nouveau capital. Les bovins qui travaillent ne doivent pas seulement être alimentés en vue de la force à développer ; si l'exploitation est bien conduite, ils doivent en même temps augmenter de poids, afin qu'ils soient plus tôt prêts pour la boucherie, etc.

Il n'en est pas moins nécessaire cependant de connaître la ration d'équilibre de nutrition ou de consommation d'un animal, car c'est elle qui est le point de départ du calcul des rations économiques de production. Pendant le travail, comme pendant le repos, l'excrétion azotée est constante. Le rôle vrai des principes albuminoïdes consiste à reconstituer la matière vivante, qui est dans un état de désintégration permanente. La faible élévation de l'excrétion azotée qui se produit parfois pendant le travail n'est due qu'à une suractivité de la fonction de l'organe ; en partant du coefficient maximum que nous avons indiqué, on se trouve généralement dans de bonnes conditions, à quelques exceptions près, inhérentes à l'état individuel du sujet.

Pour un cheval de selle, le travail effectué est égal à l'effort d'impulsion multiplié par le chemin parcouru exprimé en mètres :

$$T = e \times R.$$

$T =$ travail, e effort, R espace parcouru.

Pour les animaux de trait, l'effort d'impulsion se confond avec le coefficient de tirage ou le poids nécessaire pour traîner la charge.

Nous admettons avec Sanson que pour se déplacer un animal déploie un effort de 0,05 de son poids à l'allure du pas et de 0,10 à l'allure du trot ou du galop. Un cheval de 550 kilogrammes, allant au pas, déploie un effort de $550 \times 0,50 = 27$ kilogr. 500, et au trot ce même animal déploiera un effort de 55 kilogr. Si on a la longueur du chemin parcouru ou à parcourir, il sera facile de calculer le travail effectué ou à effectuer. Si notre cheval doit faire un trajet de 30 kilomètres, son travail de locomotion sera de :

$$27,500 \times 30,000 = 825,000 \text{ kilogrammètres}$$

dans le premier cas et de :

$$55 \times 30,000 = 1,650,000 \text{ kilogrammètres}$$

dans le second.

De la formule $\dfrac{T}{G} = 425$ (page 63) nous pouvons tirer le nombre de calories nécessaires pour effectuer le travail :

$$\frac{825000}{C} = 425, \text{ d'où } C = \frac{825000}{425} = 1941 \text{ calories 127.}$$

C'est-à-dire que, pour effectuer ce parcours sans rien emprunter aux réserves emmagasinées dans son organisme, l'animal devra trouver, en plus de sa ration d'équilibre de nutrition ou de dépense individuelle, l'équivalent de 1941 calories ; soit, d'après la doctrine allemande, 473,443 unités nutritives ou 94 gr. 689 de matière azotée et 378,756 de matières hydro-carbonées en admettant une relation nutritive de $\frac{1}{5}$.

D'après la théorie isoglycosique, la consommation d'azote restant la même pendant le travail, cette ration devrait contenir l'équivalent de $\frac{1941.127}{3,692} = 526$ grammes de glycose qui pourraient être fournis par 501 grammes de sucre par exemple, puisque l'alimentation sucrée est aujourd'hui entrée dans la pratique. Telle est la dépense que ferait ce cheval, pour se déplacer à vide. Si l'animal porte un fardeau, le poids de la charge s'ajoutant à celui de l'animal et l'effort nécessaire étant toujours proportionnel au poids total à soulever, l'effort sera alors de $(550 + P) \times 0,05$ à l'allure du pas.

L'effort nécessaire pour déplacer un véhicule varie avec le mode de construction de ce véhicule, mais surtout avec l'état des routes. Le général Morin a démontré expérimentalement que « la résistance opposée au roulement des voitures de tout genre par les différents sols est proportionnelle à la pression et inversement proportionnelle au rayon des roues ». L'effort de tirage nécessaire au poids total d'un véhicule chargé se trouve indiqué dans le tableau suivant :

NATURE DU CHEMIN DE ROULEMENT	RAPPORT de l'effort au poids	
Terrain naturel......................	0.200	1/5
Terrain ferme et uni	0.040	1/25
Chaussée en sable et cailloux récemment placés.........................	0.125	1/8
Chaussée parfaitement entretenue.........	0.033	1/30
Chaussée pavée (au pas	0.030	1/33
(au grand trot	0.070	1 14

Ainsi sur un chemin parfaitement entretenu il faudra, pour tirer un fardeau de 1,500 kilogr., un effort de 50 kilogr., tandis que sur un terrain naturel il faudrait un effort de 300 kilogr.; sur une chaussée pavée, le travail étant fait au pas, il suffirait d'un effort de 45 kilogr.

Nous extrayons du *Manuel de l'ingénieur* le tableau suivant donnant le travail moyen des attelages :

NOMBRE DE CHEVAUX de l'attelage.	TRAVAIL PROPORTIONNEL		CHARGE TRAÎNÉE. kilog.	TIRAGE par CHEVAL. kilog.
	PAR CHEVAL.	PAR ATTELAGE		
1	1	1	1.700	57
2	0.998	1.996	3.393	56
3	0.910	2.73	4.641	52
4	0.815	3.54	6.018	50
5	0.553	3.76	6.400	43

La résistance au roulement sur bonne chaussée empierrée est de 30 kilogr. par tonne et de 20 kilogr. sur bonne chaussée pavée. Ces chiffres s'appliquent à une chaussée horizontale ; il faut ajouter ou retrancher 1 kilogr. par millimètre de pente ou de rampe.

La force nécessaire pour déplacer à 20 kilomètres un véhicule pesant 1,700 kilogr. chargé avec un coefficient de tirage de 0,030 (au pas, chaussée pavée) sera de 1.700 × 0,030 × 20,000 = 1,020,000 kilogrammètres. Si, au lieu de prendre le coefficient de tirage, nous prenons l'effort nécessaire (tableau 2), nous aurons 57 × 20,000 = 114,000 kilogrammètres. Connaissant le nombre de kilogrammètres, on en déduit les calories et le glycose comme nous l'avons déjà indiqué.

La traction exigée par nos différents instruments agricoles ne peut être exactement connue que par les essais au dynamomètre. Nous admettrons pour les besoins de la pratique que, d'une manière générale, l'araire exige une traction de 33 à 36 kilogrammes par décimètre carré de terre remuée ; les charrues à support 34 à 42 ; les brabants doubles 36 à 55 ; les bisocs 28 à 32 ; pour les labours de défrichement il faut un effort de 63 kilogrammes ; pour les labours profonds 56 kilogrammes et pour les fouilleuses 72 kilogrammes. Selon la nature du sol, chaque dent de herse exige par kilogramme de pression une traction variant de 1 kilog. 300 à 2 kilog. 400.

Le tirage des faucheuses varie entre 75 et 135 kilogrammètres, selon la longueur de coupe et par mètre carré ; celui des moissonneuses entre 73 et 113 pour des machines pesant 440 à 718 kilogrammes et prenant 1^{m}30 à 1^{m}56 de longueur de coupe. La longueur de coupe des moissonneuses lieuses étant de 1^{m}50 environ, la traction par mètre de longueur de coupe est de 130 à 150 kilogrammes.

Les animaux travaillant au manège pendant 8 heures par jour développent une force moyenne de :

Un cheval : 40 kilogrammètres 5 par seconde à la vitesse de 0^m90 ;

Un bœuf : 36 kilogrammètres 5 par seconde à la vitesse de 0^m90 ;

Un mulet : 27 kilogrammètres 5 par seconde à la vitesse de 0^m90 ;

Un âne : 11 kilogrammètres 5 par seconde à la vitesse de 0^m80.

Comme pour les machines industrielles, les rendements de la machine animale sont proportionnels à l'énergie dépensée. On peut fixer en moyenne à **22** ou **25** % le rendement obtenu avec nos animaux domestiques ; cependant, il peut tomber à 15 et 16 % sous l'influence d'un attelage défectueux et même des aptitudes du sujet. Wolf a évalué à 50 % le rendement du cheval, sans tenir compte de la cellulose brute digérée à laquelle il n'attribue aucune valeur.

Pour fixer les idées, prenons le cheval 30845 qui, en juillet 1884, eut un poids moyen de 365 kilogr. 9, c'est-à-dire un poids égal à celui qu'il conserva en août lorsqu'il fut mis à la ration d'entretien. La ration de travail, en ne tenant compte que des principes digérés, équivalait à 6339,925 de glycose et à 24884,336 calories. Si nous retranchons de la ration de travail la ration d'entretien n° 2 de notre série, il reste disponibles 13465 calories 690 et 3411,936 de glycose qui équivalent à 12596 calories 8677. Ce cheval devait effectuer un travail de 1,111,596 kilogrammètres ; mais on s'aperçut qu'il diminuait sensiblement de poids, soit que la ration fût insuffisante, soit que le travail de mandé ne fût pas en rapport avec ses aptitudes ;

alors on diminua le parcours : le 12 juillet il commença à consommer entièrement sa ration ; du 26 au 31 juillet il effectua, tout en conservant son poids, un travail de 947,190 kilogrammètres qui nécessitait par conséquent la dépense de 2228 calories 68. A cette somme il nous faut ajouter la dépense d'impulsion qui, d'après ce que nous avons dit, le cheval travaillant au trot, est de 1,581,675 kilogrammètres 93 ou 3721 calories 825. La dépense totale pour effectuer le travail demandé fut donc de 5950 calories 505. Le rendement aurait donc été de 44 % par rapport à la valeur calorifique de la ration et de 49 % par rapport à la teneur en glycose. Nous estimons que, dans cette circonstance, le cheval a produit un maximum de travail ; tandis que, si on avait persisté en juin à le soumettre à l'épreuve, le rendement serait tombé à zéro. Non seulement il faut tenir compte de la valeur de la ration, mais aussi de la force de résistance du moteur animé.

Le bœuf a une allure plus lente et une force de traction moins grande que le cheval, mais il a sur ce dernier l'avantage de produire un effort plus constant et plus longtemps soutenu. Il ne donne pas d'à-coups ; il convient donc aux travaux des champs qui doivent se faire sans secousses.

Calcul d'une ration de force. — Soit à faire un labour de 0ᵐ20 de profondeur sur 0ᵐ30 de large avec une charrue à support qui, dans le terrain donné, demande un effort de traction de 35 kilogr. par décimètre carré de terre remuée, les sillons ayant 100 mètres de longueur ; l'attelage étant composé d'une paire de vaches.

En admettant que l'effort de traction se répartisse dans les proportions du tableau 2, c'est-à-dire que chaque animal exerce un effort représentant les 0,998 du travail nécessaire, soit 34 kilogr. 93, le travail pour chaque sillon sera de :

$$0,20 \times 0,30 \times 34,93 = 20,958 \text{ kilogrammètres},$$

plus le transport de l'animal que nous supposerons peser 620 kil. et qui dès lors représente 3,100 kilogrammètres, ce qui fait un total de 24,058 kilogrammètres. Si on fait 20 sillons dans la journée, le travail total sera de 481,160 kilogrammètres, auxquels il faut encore ajouter l'impulsion nécessaire pour tourner 40 fois ; le temps pour tourner étant de 30 secondes à une allure de $0^{m}70$ par seconde, cela fait :

$$620 \times 0,05 \times 30 \times 0,70 \times 40 = 26,040 \text{ kilogrammètres}.$$

Le travail total effectué par chaque animal est donc de 511,200 kilogrammètres correspondant à :

$$\frac{511,200}{425} = 1202,82 \text{ calories, en chiffres ronds } 1,203.$$

Ce qui représente une consommation en glycose de $\frac{1203}{3,692} = 325,8$. Si nous avons des mélasses à 35 °/₀ de sucre et 9 d'amides, 100 grammes nous donneront 53,37 de glycose ; il faudra donc ajouter à la ration de repos ou d'équilibre de nutrition 610 grammes de cette mélasse, qui, au prix de 7 francs les 100 kilogrammes, vaudront 0 fr. 427. Nous n'avons là que la part attribuée au travail réel, et comme le rendement n'est guère que de 25 °/₀, nous devrons ajouter à la ration 1,177 gr. 4 de glycose que nous trouverons dans 2,767 grammes de foin ayant une composition de MA 3,4, m. g. 0,7 et MNA 36,9.

Si nous nous reportons au coefficient oxygéné des bêtes bovines, nous voyons que la ration d'équilibre de nutrition équivaut à $5,28 \times 620 \times 4,8 = 15713,28$ calories ou $\frac{15713,28}{3,692} = 10$ kilogr. du foin ci-dessus. De sorte que

la ration totale devra être composée de 12 kilogr. 767
de foin plus 610 gr. de mélasse. Mais cette mélasse
nous permettra de faire consommer des denrées de
qualité inférieure qui seraient demeurées sans emploi,
ce qui permettra de diminuer la ration du foin proportionnellement à la richesse de ces dernières, et qui
diminuera le prix de la ration.

Pour faciliter les calculs, nous avons pris des
chiffres ronds sans nous préoccuper de ce qui se passe
dans la pratique, au point de vue du travail journalier
à effectuer. Pour que notre ration fût complète, nous
aurions dû tenir compte du trajet parcouru de la
ferme au chantier et réciproquement.

En résumé, la ration de force se déduit de la somme
de travail exprimée en kilogrammètres ; on ne doit
tenir compte que de la quantité de principes digestibles de chaque fourrage. Les résultats ne sauraient
être mathématiquement exacts, car le degré de digestibilité des fourrages varie d'après les conditions que
nous avons déjà fait connaître ; de plus il faut tenir
compte des aptitudes individuelles du sujet. Si, au lieu
d'employer du foin dans la ration de travail, on employait d'autres fourrages en mélange, il faudrait faire
en sorte que la quantité de matière azotée entre dans
la ration pour une quantité au moins égale à celle
contenue dans un foin de bonne qualité.

Considérations générales. — Si on veut que l'élevage
soit rémunérateur, il faut que l'alimentation soit saine
et substantielle depuis le premier âge : si le lait de la
mère n'est pas assez riche ou s'il est insuffisant, on
doit donner des aliments concentrés selon les règles
déjà posées. Ce ne sera qu'avec une alimentation co-
pieuse, mais non trop volumineuse, qu'on obtiendra la

précocité. On dit qu'un fort rationnement est onéreux, cela n'est vrai que pour les animaux qui ont souffert au début de leur existence. Souvent aussi il y a du gaspillage ; on place devant les animaux une telle quantité de fourrage qu'ils ne peuvent pas le consommer, les restes sont conservés pour le repas suivant ; dans ce cas, il y a sûrement perte, car un animal ne peut savourer un fourrage sur lequel il a bavé, qui a été sali et qui souvent a fermenté. Le meilleur système pour bien nourrir, c'est de donner souvent, en petite quantité, et de ne jamais dépasser ce que les animaux peuvent consommer. S'il y a des restes, on doit les enlever avant de servir un nouveau repas.

Malgré tous les efforts qu'on fait pour diminuer la quantité de foin dans la ration des chevaux, nous pensons qu'il est nécessaire comme aliment de lest pour les chevaux de toutes races, quel que soit le service auquel on le destine. Nous avons déjà fait observer que la qualité du foin était très variable ; il s'ensuit que sa valeur alimentaire n'est pas constante, on ne tient pas un compte suffisant de cette considération ; lorsqu'on fixe le quantum de foin par ration journalière, on n'a aucune donnée sur la quantité réelle de principes alimentaires qu'on fait consommer. On comprendra facilement que 5 kilogr. de foin titrant 7 % d'albuminoïdes, 1 1/2 % de corps gras et 38 % d'hydrates de carbone ne contiennent pas autant de principes alimentaires que 5 kilogr. de foin titrant 12 % de MA, 2 1/2 de matières grasses et 40 de matières hydro-carbonées. De plus, un foin de bonne qualité contient une plus forte proportion de principes azotés (amides) non albuminoïdes qui agissent comme les hydrates de carbone, c'est probable, mais qui par conséquent cèdent leur potentiel à l'organisme ; enfin, ce dernier aura toujours un coefficient de digestibilité plus élevé qu'un foin de qualité inférieure. Pour les chevaux légers, qui sont appelés à faire un travail aux allures rapides et qui doivent être tenus en bon état, le foin des prairies hautes vaut mieux que celui des prairies basses ou humides, toutes choses égales d'ailleurs. On doit aussi surveiller avec plus d'attention la quantité de foin consommée par les chevaux légers que celle consommée par les chevaux de gros trait faisant un travail au pas. Les foins moisis, altérés ne seront jamais distribués aux chevaux appelés à faire un travail de vitesse, parce qu'ils sont de nature à affecter plus rapidement le rhytme des organes respiratoires que chez les chevaux lourds ; encore pour ces derniers devra-t-on faire subir une certaine préparation au foin qui ne serait pas de bonne qualité.

Toute valeur nutritive mise de côté, il faut que la ration ait un certain volume, afin d'assurer le bon fonctionnement des organes digestifs ; ce volume peut être obtenu soit avec le foin seul, soit avec un mélange de foin et de paille ; on n'obtiendra jamais le même résultat avec l'avoine ou tout autre grain.

La qualité du foin de trèfle et des autres légumineuses est généralement moins variable que celle du foin naturel, au moins lorsqu'il a été bien récolté, quoique cependant il se produise des écarts dans le coefficient de digestibilité. La raison de cette quasi-constance vient de ce que la composition botanique en est plus simple. Les foins des prairies artificielles sont composés de deux ou trois espèces au plus, tandis que le foin ordinaire en contient un plus grand nombre, ce qui donne de la variété à la saveur et lui fait avoir la préférence : mais cette complexité affecte le pourcentage des principes immédiats. Le foin de trèfle ne convient pas aux chevaux légers, surtout s'il entre en quantité un peu élevée dans la ration, il peut provoquer la pousse ; le foin luzerné au contraire, contenant quelques légumineuses, telles que le trèfle rampant, est de beaucoup préférable. Le sainfoin bien récolté à point est un des premiers fourrages pour les chevaux ; ses qualités et sa valeur alimentaire dépendent de la manière dont il a été préparé. Le fanage doit être conduit avec modération, afin d'éviter la perte des feuilles qui constituent la partie la plus alimentaire. La luzerne convient aussi aux chevaux ; contrairement à ce qu'on pense généralement, elle est meilleure lorsqu'elle a été prématurée, elle est alors plus digestible. La paille ne possède qu'une faible valeur alimentaire et convient mieux pour les ruminants ; la meilleure, la plus fourragère, c'est la paille d'avoine. La paille des légumineuses, pois, vesces, etc., est la plus riche en matières alimentaires et a un degré de digestibilité plus élevé que celle des céréales. D'une manière générale, la paille ne convient qu'aux animaux qui ne travaillent pas, à moins que ce ne soit un supplément à faire passer au râtelier pour les occuper ; elle est inutile pour ceux qui ont des efforts à faire, car elle ne sert qu'à augmenter le volume de la ration : hachée et mélangée avec les grains, elle assure une meilleure mastication.

Les fourrages verts, tels que seigle, vesces, trèfle incarnat, trèfle rouge, luzerne, sainfoin, sont des fourrages de premier ordre au printemps et pendant l'été. Ils ne doivent cependant jamais constituer la base de la ration des chevaux légers qui font un travail de vitesse, à moins qu'ils servent à établir un régime hygiénique de courte durée pour les animaux fatigués ou atteints de maladies du pied. La nourriture verte exerce une action laxative, elle rafraîchit le sang. La transition du sec au vert ne doit jamais être brusque ;

il faut, par des mélanges avec du foin et de la paille, arriver graduellement au régime exclusif du vert. On continuera une demi-ration d'avoine, surtout pour les jeunes chevaux. La luzerne et le sainfoin sont le meilleur de tous les fourrages surtout lorsqu'ils sont un peu prématurés, car une plante en voie de développement contient une plus grande proportion d'albuminoïdes, moins de cellulose, et est plus digestible que lorsqu'elle est près de sa maturité.

Les jeunes et les vieux chevaux peuvent consommer avantageusement des betteraves ; il faut cependant ne leur en donner qu'à partir de la Noël, afin d'éviter les troubles digestifs qui surviennent souvent lorsque ces racines sont consommées immédiatement après la récolte, à moins de ne les donner qu'en petite quantité. Les carottes doivent avoir la préférence chaque fois qu'on peut s'en procurer économiquement ; leur action bienfaisante sur les fonctions de la peau et surtout le système muqueux en fait un aliment hygiénique de premier ordre. Enfin, à défaut d'autres racines, les pommes de terre rendent aussi des services, surtout pour les élèves auxquels il faudra éviter de donner des topinambours, tandis que les adultes les supportent sans inconvénients à doses modérées.

Le tourteau de lin employé en petite quantité favorise le développement des muscles en même temps qu'il met les chevaux en état d'embonpoint, il donne aussi du brillant au poil, entretient la liberté des intestins ; on doit surtout l'employer pour achever la préparation des chevaux de concours. La ration d'abord faible sera augmentée graduellement et pourra être portée, selon l'âge et la taille, jusqu'à 1 kilogr. par jour. On évitera d'en donner aux chevaux qui travaillent aux allures vives. La farine de lin est aussi très goûtée des chevaux, on peut en donner une poignée mélangée au grain, surtout lorsqu'on fait consommer des foins altérés ; lorsqu'on en distribue deux ou trois poignées par jour, la robe devient brillante, surtout si on fait un bon pansage. La farine de lin, riche en huile, rancit vite ; aussi doit-on la surveiller et la conserver dans un endroit très sec. Pour les chevaux fatigués les matches de lin sont préférables aux matches de son.

L'orge maltée, peu employée, convient aux gros chevaux de trait, elle constitue un aliment concentré d'une valeur égale à celle de l'avoine ; mais la composition en est très variable. L'orge germée peut aussi être utilisée pour les chevaux lourds à la dose de 3 kilogr. par jour, mélangée soit à l'avoine, au maïs ou à la paille hachée ; elle peut remplacer l'avoine poids pour poids, quoique sa teneur en albuminoïdes soit un peu plus élevée ; mélangée avec le maïs, elle sert à composer des rations économiques. L'orge n'est pas très employée sur le continent, on peut cependant la donner trempée pour éviter les troubles digestifs et la fourbure. Il est de tradition que le cheval arabe est le produit de l'orge et qu'aucun autre grain ne saurait la remplacer. Il est probable et même certain que l'alimentation du cheval algérien avec l'orge a beaucoup contribué à faire les délices des chasseurs en favorisant la multiplication des perdrix qui viennent par compagnies sur les routes picorer les crottins où ils trouvent une abondante nourriture. Mais dire que l'orge a fait le cheval barbe ce qu'il est, c'est commettre sciemment une erreur, c'est ne pas vouloir observer et, nous basant sur l'expérience, nous n'hésitons pas pour dire que l'orge est un mauvais aliment lorsqu'elle est employée exclusivement comme aliment de force. On trouvera cette affirmation un peu hardie ; l'observation, meilleure conseillère que toutes les traditions et tous les préjugés, ne tardera pas à nous donner raison. Le jour n'est pas éloigné où tous nos chevaux de l'armée d'Afrique seront mis à l'avoine comme leurs frères d'armes de la métropole. Voici l'impression qu'a emportée de son séjour en Algérie notre confrère et ami, M. Champetier, vétérinaire principal, ancien directeur du 10e ressort :

« Depuis la conquête jusqu'à ces derniers temps, l'orge a constitué la base de la ration de production des animaux d'Algérie parce que la colonie ne produisait pas d'avoine. Depuis quelques années la culture de l'avoine a pris une extension considérable, notamment dans la province d'Oran. Les deux autres provinces et la Tunisie ont suivi cet exemple et, non seulement l'Algérie et la Tunisie récoltent assez d'avoine pour les besoins locaux, mais elles en exportent en France environ un million de quintaux métriques.

» Les colons producteurs d'avoine, encore que cette denrée soit d'un prix notablement plus élevé que celui de l'orge, et que l'avoine du nord de l'Afrique soit inférieure comme qualité aux avoines françaises, quoique généralement de bonne qualité, lui ont donné la préférence sur l'orge pour l'alimentation de leurs animaux de travail : chevaux et mulets. Dans la province de Constantine, les colons se livrant à l'engraissement du bétail ont plutôt recours à elle qu'à l'orge pour la concentration de la ration. Ils ont remarqué, en effet, qu'à poids égal l'avoine nourrit mieux et fournit plus de viande et de graisse que l'orge ; que l'orge ne se prête pas à la suralimentation ou expose les animaux, si la ration est trop élevée, à des accidents digestifs ou congestifs et que, lorsqu'il s'agit du travail, il est difficile d'atteindre avec l'orge un

taux nutritif équivalent du travail demandé. Enfin,
cette observation a son importance : ils ont constaté
qu'on nourrissait mieux et à moins de frais les animaux de service avec l'avoine, cette denrée, par suite
de sa facilité d'assimilation, paraissant plus nutritive
que l'orge dans la proportion d'un quart. Ces re-
marques ont été constantes dans les réponses à l'en-
quête que nous avons entreprise à ce sujet.

» Les inconvénients de l'alimentation avec l'orge
sont surtout évidents lorsqu'il s'agit des chevaux, le
mulet et l'âne ayant une puissance digestive plus
élevée. Les chevaux français employés dans le service
de l'artillerie en Algérie et en Tunisie n'ont pas résisté
au climat, nourris avec l'orge ; ils perdaient leur
énergie, maigrissaient et périssaient de congestions
intestinales ou d'indigestion. En 1901, pour eux on
renonça à l'orge. Depuis l'usage de l'avoine, leur
état d'entretien est aussi bon qu'en France et ils font
preuve d'énergie au travail.

» Pour les chevaux barbes, on a conservé l'orge,
c'est une tradition plutôt qu'une pratique basée sur
des faits expérimentaux et des données scientifiques,
elle résulte du préjugé que, le barbe étant le produit
de l'orge, ce grain constitue sa nourriture légitime.
L'avoine serait, dit-on, trop échauffante pour lui.
L'expérience des colons et celle qui résulte du mode
d'alimentation des chevaux de l'artillerie démontrent
le contraire ; mais il est difficile d'aller contre des
idées admises et dogmatiques, qu'on ne veut toujours
pas se donner la peine de discuter. Cependant combien,
au point de vue de l'observation fruste, les faits sont
évidents ! C'est surtout au commencement du printemps et dans le courant de l'été que se manifestent les
inconvénients de l'orge. Tantôt ce sont des chevaux
alanguis qui boudent sur la ration, tantôt des diarrhées

attribuées à l'effet rafraîchissant de l'orge et qui ne sont que des symptômes d'entérite, des grains entiers rejetés avec les crottins, des déchets nutritifs s'élevant parfois au tiers du poids de la ration, fermentant dans les litières ou dans l'intestin et donnant une odeur repoussante aux excreta et aux fumiers.

» Au point de vue physiologique, les défauts de l'alimentation à l'orge s'accusent par la dépression des forces, l'indolence des chevaux et une débilité générale qui les rend aptes à contracter toutes les infections, notamment celle qui est la conséquence des pasteurella.

» Donc, considérée comme ration exclusive de grain, pour le cheval, l'orge est un aliment de médiocre qualité qu'on ne doit ranger que bien loin après l'avoine et n'utiliser qu'à défaut de celle-ci. Les expériences de Brown sont du reste concluantes à cet égard ; les composants alimentaires de l'orge sont difficilement attaqués par les sucs digestifs, parce qu'ils manquent de cytase propre, c'est-à-dire de la diastase préparant leur dissolution dans les voies digestives, tandis que l'avoine en est abondamment pourvue. »

Nous nous dispenserons de tout commentaire, ne voulant pas diminuer l'autorité qui s'attache à l'appréciation d'un des vétérinaires les plus appréciés à juste titre par ses observations et ses travaux.

À cause du vil prix auquel était tombé le blé, on avait conseillé de le faire consommer aux animaux. Cet aliment n'est pas très recommandable, on ne doit le donner qu'en très petite quantité et seulement aux animaux faisant un travail au pas ; il est dangereux pour les solipèdes, sa digestibilité réelle n'est pas celle indiquée par les tables d'un usage courant ; il provoque souvent des coliques d'indigestion compliquées d'inflammation de l'intestin, de vertige abdominal et aussi de fourbure. Cru, entier ou concassé, il est généralement mal mastiqué ; il empâte la bouche et l'estomac. Les animaux qui doivent faire un travail aux allures rapides perdent de leur énergie, ce que nous attribuons à une digestion laborieuse, pénible. Lorsqu'on ramollit le grain par le trempage ou l'ébouillantage, la sueur devient plus abondante et se produit facilement. Donné en farine, il est mieux digéré, surtout lorsqu'on le fait consommer en mélange avec des fourrages hachés. C'est généralement pour les vaches laitières que la farine de froment peut être avantageusement employée. Non seulement la quantité de lait est augmentée, mais aussi la qualité, selon les aptitudes individuelles du sujet. Pour les animaux de travail, pour les solipèdes en particulier, nous mettons en doute les avantages qu'on a dit y avoir à substituer le blé à l'avoine : même pour les animaux travaillant aux allures lentes, le doute est encore permis. Supposons un animal auquel on donne 5 kilogrammes d'avoine pour fournir à son travail journalier ; cette ration contiendra :

		Puissance glycogène	Puissance thermogène
Matières azotées.....	400	320	1944
Matières grasses.....	201,5	324,415	1898,73
Matières hydro-carbonées...	2125,50	2337,50	8746,50
Cellulose digestible..	110	129,80	456,06
		3111,715	13045,29

Pour remplacer 5 kilogrammes d'avoine, comme unités nutritives il faudrait 3 kilogr. 755 de blé, qui donneraient en décomposant comme pour l'avoine :

	Puissance glycogène	Puissance thermogène
Matières azotées.....	449,335	359,48	2183,768
Matières grasses.....	38,301	61,764	360,91
Matières hydro-carbonées.............	2358,140	2593,954	9706,10
Cellulose digestible..	56,325	66,463	233
		3081	12483,778

Il y a donc en faveur de l'avoine une différence en plus, d'une part de 30 gr. 056 de glycose, correspondant à 110 calories 959, et d'autre part 561 calories 512. Pour remplacer 5 kilogr. d'avoine, il faudrait 3 k. 923 de froment, afin d'avoir une ration équivalente comme puissance dynamique. Les unités nutritives ne peuvent donc pas servir pour calculer les substitutions, et nous estimons avec raison que cette quantité de blé serait dangereuse pour la santé des solipèdes. Au point de vue de l'hygiène, une telle ration ne saurait convenir qu'aux ruminants de travail et encore. Ce n'est donc qu'en faibles proportions que le froment pourrait être utilisé dans la ration de travail, et il n'y aurait réellement économie qu'en faisant consommer du grain qui, par sa qualité inférieure, ne pourrait pas être mis sur le marché. Nous verrons ce qu'il vaut pour l'engraissement.

La manière de distribuer les rations aux chevaux dépend de la catégorie à laquelle ils appartiennent et du travail qu'ils ont à faire. Les chevaux faisant un travail de vitesse seront traités autrement que ceux qui font un travail au pas. On peut poser en principe que plus le travail à effectuer est dur, plus la ration doit être concentrée. La raison pour laquelle nous ne devons pas donner de rations trop volumineuses aux chevaux légers vient de ce que l'intestin prendrait trop de développement et gênerait le fonctionnement des organes respiratoires ; pour eux, la ration de paille et de foin doit être réduite au strict nécessaire pour constituer le lest, pour tenir les intestins dans de bonnes conditions physiologiques et assurer l'accomplissement entier de leurs fonctions. Pour les gros chevaux, on peut distribuer une plus grande quantité d'aliments grossiers, leur estomac ayant plus de volume ; on peut très bien nourrir les chevaux employés aux travaux de la ferme avec des fourrages verts, sans crainte de gêner l'appareil respiratoire, ce n'est pas possible pour les chevaux travaillant aux allures vives.

Pour les chevaux de selle, les fourrages seront de très bonne qualité, la ration d'avoine sera réglée d'après l'appétit de l'animal et oscillera entre 4 à 5 kilogr. par jour, à moins qu'on ne remplace une partie du grain par une quantité équivalente en puissance glycosique de mélasse ou de principes sucrés. Lorsque la chose sera possible, on devra mélanger la ration de grain avec du foin, ou mieux de la paille hachée, afin d'assurer une meilleure mastication. Les fèves conviennent aux chevaux et en général à tous les animaux en voie de croissance et à ceux qui font un travail lent. Il est préférable de distribuer la ration en quatre fois aux animaux de trait, le grain étant généralement donné en trois fois. Dans tous les cas, le premier repas du matin sera distribué le plus tôt possible et celui du soir le plus tard possible, afin qu'il y ait moins d'intervalle entre ces deux repas.

Quoique la régularité des heures de repas soit à observer, il ne sera pas toujours judicieux de s'y conformer strictement ; il faudra tenir compte des considérations suivantes :

Un cheval qui devra faire un travail à une allure

vive ne devra pas manger juste au moment de sortir de l'écurie : le laps de temps qui devra s'écouler sera en raison du volume de la ration consommée, il sera aussi plus long pour un cheval qui devra galoper et plus court s'il doit aller au pas. Lors même que ce soit l'heure du repas, on ne devra pas distribuer la ration à un animal rentrant fatigué, en sueur ; avant de le faire manger, il faudra le laisser *refroidir*. La plus grande partie de la ration journalière de foin sera réservée pour la nuit ; le reste sera distribué après chaque ration d'avoine, surtout si l'animal doit rester à l'écurie ; il trouvera ainsi de quoi s'occuper ; souvent cette précaution empêchera l'animal de tiquer, de ronger la mangeoire.

D'une manière générale, les chevaux sont très délicats, surtout les chevaux de sang ; la mangeoire devra donc être tenue dans un grand état de propreté ; on ne distribuera que ce que le cheval pourra manger, afin d'éviter les indigestions plus ou moins graves ; pour les petits mangeurs, on multipliera les repas, car les chevaux n'aiment pas à manger une nourriture sur laquelle ils ont boudé, ils la refusent le plus souvent lorsqu'elle a été plus ou moins salie. Si un cheval ne mange pas, il est préférable d'attendre qu'il ait faim que de lui laisser la ration dans la mangeoire.

Un cheval devra toujours boire à sa soif, ce n'est que dans les cas de maladie qu'il est quelquefois nécessaire de mesurer l'eau. On devra faire boire avant de manger et non après, car, si le cheval prend une grande quantité d'eau après le repas, le contenu de l'estomac est en partie entraîné dans les intestins avant d'avoir été suffisamment digéré. Si le cheval a bu à satiété avant le repas, il n'y a pas d'inconvénient à le laisser approcher du seau après ; alors il ne prendra que quelques gorgées d'eau. En hiver on surveillera la température des boissons, afin d'éviter les coliques qu'occasionne quelquefois l'ingestion d'eau trop froide. Il est aussi de bonne pratique de laisser l'eau à la disposition des animaux, alors ils la prennent par gorgées, en mangeant ; mais il faut avoir le soin de la renouveler deux fois par jour.

Le son constitue-t-il un bon aliment pour les animaux de travail ? — Le son n'est pas un aliment économique pour les chevaux, il est laxatif ; il est vrai qu'il contient moins d'eau, plus de matières albuminoïdes, un peu moins de matières hydro-carbonées et plus de matières minérales que les grains ; mais il est moins digestible et par conséquent cède moins de substances à l'organisme. Armitage, auteur anglais qui a fait des travaux appréciés sur l'alimentation, lui attribue la valeur de la paille, malgré sa composition chimique ; c'est un peu exagéré. Le cheval nourri avec du son est mou et sue facilement ; les matières siliceuses que contient ce résidu de minoterie expliquent son peu de digestibilité ; il suffit d'en donner environ 500 grammes par jour, et il est préférable de le distribuer sous forme de matches. Donné avec modération, il peut être utile aux animaux en voie de croissance à cause des sels minéraux qu'il contient.

Les matches sont des mélanges précieux pour les animaux qui restent à l'écurie ou qui sont soumis exclusivement au régime sec ; les animaux les prennent avec plaisir ; s'ils les refusent au début, on peut les exciter à manger en mettant une poignée d'avoine par-dessus. On les donne une fois par semaine aux animaux de travail, généralement le samedi soir, on supprime alors l'avoine ; elles contribuent à mettre à l'abri de la maladie du lundi, sorte de paralysie qui affecte les animaux fortement nourris après une

journée de repos (hémoglobinurie) ; dans quelques cas,
on en donne plus souvent selon l'état des crottins.
Pour préparer les matches, on verse sur le son une
quantité suffisante d'eau bouillante pour le mouiller
complètement, on recouvre et on laisse macérer un
moment ; on ajoute ensuite la quantité d'eau froide nécessaire pour donner la consistance voulue ; on sert chaud
ou froid. Les matches chaudes conviennent mieux aux
animaux fatigués qui rentrent d'un fort travail. La
farine de graine de lin est préférable au son ; comme
elle est d'un prix plus élevé, on ne l'emploie que rare-
ment. Lorsque la graine de lin entre dans la composition des matches de son, on la fait bouillir pendant
deux ou trois heures, puis on ajoute un poids égal de
son qu'on ébouillante et on laisse macérer. Nous
avons déjà indiqué que la farine de lin pouvait être
mélangée à l'avoine et que ce mélange convenait pour
la préparation des chevaux de concours. La farine de
lin convient aussi aux jeunes chevaux rentrant du
pâturage, afin d'établir une transition entre le régime
du vert et le régime sec qui suivra.

On a quelquefois conseillé de faire tremper les
grains afin de les rendre plus facilement attaquables
par la salive et les sucs digestifs ; cette pratique ne
doit pas être suivie pour les chevaux qui font un
travail pénible, ils suent alors trop facilement et le
ventre prend trop de développement. Cependant le
blé, l'orge, le maïs trempés pendant douze heures
sont d'une plus facile digestion et ne provoquent plus
les accidents qui résultent de la consommation à l'état
naturel. Quelques administrations du Havre font même
bouillir le maïs qu'elles font consommer aux chevaux
affectés au camionnage du port.

Mélasse. — Depuis la publication des travaux de

M. Chauveau sur l'énergitique musculaire, il y a un véritable engouement pour l'emploi du sucre et de ses dérivés dans la composition des rations de travail. Une saine logique voudrait qu'on donnât la préférence aux corps gras, puisque 100 de graisse donnent 161 de glycose, tandis que 100 de sucre n'en donnent que 105. Les graisses, exerçant une action inhibitoire sur les sécrétions gastriques, ne peuvent pas être utilisées au-delà d'une certaine proportion que l'observation a fixée, par rapport aux matières albuminoïdes, à $\frac{1}{3}$ au maximum. Il y a plus de vingt ans que nous avons nous-même employé la mélasse pour l'alimentation de notre cheval de service. La mélasse était employée depuis longtemps dans certaines fermes du Nord et du Pas-de-Calais pour alimenter les chevaux de travail, et Mannechez dit : « L'action de la mélasse sur le coupage est tellement reconnue qu'il suffit d'augmenter la quantité du sirop quand les chevaux ont des travaux pénibles à exécuter, pour les empêcher de maigrir. »

L'observation, l'empirisme, si on veut, avait déjà reconnu les avantages de l'emploi de la mélasse dans l'alimentation des animaux de travail et même d'engraissement. Ce n'est donc aujourd'hui qu'une reprise, qui repose sur des données scientifiques. Le sucre de canne n'est pas directement assimilable, malgré sa grande solubilité ; arrivé dans l'intestin grêle, il est interverti, transformé en glucose et lévulose ; c'est sous cette forme qu'il passe dans le torrent circulatoire et est utilisé par les animaux. Il a l'avantage de ne demander aucun travail mécanique, et les déperditions d'énergie que nécessite la mastication n'existent pas pour lui.

La composition de la mélasse n'est pas constante, sa teneur en sucre varie entre 45 et 47,5 % ; les matières

azotées qu'elle contient s'y trouvent surtout à l'état
d'amides et par conséquent ne sont pas aptes à reconstituer la substance musculaire ; malgré sa richesse
en principes minéraux, potasse 50 %, soude 10 %,
chaux 5 %, elle manque d'acide phosphorique, 0,30
à 0,15 %.

En 1898, à une réunion de l'Association pour l'avan-
cement des sciences (Australie), M. Walton fit connaître les résultats d'une expérience faite avec la
mélasse pour l'alimentation des chevaux de travail. La
Colonial refining company avait environ une centaine
de chevaux qui étaient nourris avec de l'avoine et du
maïs et étaient souvent malades. Comme une grande
quantité de mélasse restait sans emploi, on pensa
qu'on pourrait l'utiliser avantageusement pour la
nourriture des chevaux. Tout d'abord les animaux ne
firent pas grand cas des aliments sucrés; peu à peu ils
s'y habituèrent et en devinrent très friands. Les doses
furent d'abord faibles par crainte d'effets purgatifs;
bientôt on arriva à 30 livres par jour, pour redescendre
plus tard à 15 livres ; malgré ces fortes doses, il n'y
eut aucun accident; au lieu de produire un effet laxatif,
la mélasse causa la constipation, on fut obligé d'ajouter
du son. Après quelques tâtonnements, on adopta la
ration suivante : 7 kilogr. de mélasse, 1 kilogr. 500 de
son, 2 kilogr. de maïs et de la canne à sucre hachée à
volonté. Ce régime fut suivi pendant près de deux
années par environ 400 chevaux. Les animaux qui
avaient perdu du poids au début de l'expérience rega-
gnèrent bientôt et au delà leur poids primitif, firent
plus de travail, les maladies disparurent et, comme
résultat financier, on réalisa une économie de 225 fr.
par tête et par an. A la deuxième plantation de Fiji,
les résultats ne furent pas aussi heureux ; la mélasse
ayant fermenté provoqua quelques cas de purgation.

M. Walton n'en tire pas moins les conclusions suivantes : Pour les chevaux de travail, le sucre de canne ou la mélasse, étant entièrement digéré et transformé en travail, remplace avantageusement l'amidon des fourrages ; 15 livres de mélasse (6 kilogr. 795) peuvent être consommés journellement par un cheval pesant 1,270 livres (575 kilogr. 310) sans altérer la santé ; cette quantité de mélasse ne produit pas un engraissement excessif et n'a aucune action sur le rythme de la respiration ; la forte proportion de sels que contient la mélasse ne produit aucun effet nocif ; la relation nutritive $\frac{1}{11,8}$ suffit pour un fort travail continu lorsque la ration contient une quantité suffisante de matières digestibles.

Depuis lors, les mêmes résultats heureux ont été obtenus en France, à la ferme d'Arcy-en-Brie, et en Allemagne chez M. Guthnau, à Ruboeschnœ. En un mot, il y a avantage à introduire la mélasse dans l'alimentation de nos animaux domestiques. Déjà Beugnot (*Maison rustique du XIX⁰ siècle*, édition 1844, page 381, tome II) l'avait recommandée ainsi que Payen, même ouvrage, tome III. Nous pensons cependant que, dans certaines circonstances, elle devra être employée avec circonspection. On peut la donner largement aux animaux adultes, surtout en hiver, mélangée avec des fourrages de qualité inférieure, des pommes de terre malades, etc.; elle rend savoureuses des denrées qui seraient restées sans emploi. On doit la donner avec discrétion aux élèves. On a attribué à la mélasse certaines affections du système osseux ; nous ne pensons pas qu'elle en soit une des causes occasionnelles, l'insuffisance d'acide phosphorique dans la ration devrait plutôt être mise en cause. Nous nous sommes quelquefois trouvé en présence de jeunes chevaux atteints de boiteries à siége inconnu, dont la ration insuffisante en principes minéraux était à dominante de luzerne ; ces boiteries déjà anciennes disparaissaient par l'addition à l'avoine ou au son de 20 à 25 grammes de phosphate d'os.

Le moyen le plus simple, le plus économique pour faire consommer la mélasse, c'est de la délayer dans de l'eau chaude et d'en arroser les fourrages secs ; on peut aussi, comme le faisait M. Crespel, tasser les fourrages secs, hachés, dans une cuve et verser dessus une quantité suffisante d'eau mélassée pour que toute la nourriture soit bien imprégnée de cette eau ; on laisse le mélange macérer pendant 5 à 6 heures, 8 heures au plus, et on laisse égouter. La ration ainsi préparée doit être consommée dans la journée, avant qu'elle ait fermenté. On peut aussi, la mélasse étant diluée dans de l'eau chaude, faire absorber cette eau par les farines, ou bien encore stratifier les fourrages grossiers, arroser chaque couche avec de l'eau mélassique, brasser le tout et laisser macérer pendant quelques heures en évitant la fermentation. Enfin, on trouve dans le commerce des fourrages mélassiques tout préparés.

Préparation des aliments pour les chevaux. — Nous dirons peu de chose sur ce point. Nous avons signalé les avantages qu'il y a à mélanger au grain de la paille et du foin haché : la paille hachée peut facilement se mélanger à la mélasse, elle acquiert ainsi des propriétés fourragères qu'elle n'a pas à l'état naturel.

On n'est pas d'accord pour savoir s'il y a réellement avantage à faire consommer l'avoine entière ou concassée. Sur cette question comme sur toutes autres, il ne faut pas avoir d'opinion absolue. Pour les chevaux légers qui vont le plus souvent aux allures vives, l'avoine entière leur convient mieux ; les animaux qui consomment de l'avoine concassée suent facilement et ne se tiennent pas eu aussi bon état qu'avec l'avoine entière. Pour les chevaux d'attelage, il n'y a pas non plus nécessité de concasser l'avoine. On pense généralement que le concassage assure une mastication et une insalivation plus complètes. Les chevaux sont gloutons ou ont de mauvaises dents ; c'est là la raison pour laquelle on trouve des grains entiers dans les excréments. Dans le premier cas, la division accentue le défaut. Il faut surtout se guider sur l'état de la dentition. Lorsque les dents sont irrégulières, que les animaux font des bouchons, le concassage donne de bons résultats. Le maïs est plus dur que l'avoine, il est bon de le concasser grossièrement ; mais il n'est pas nécessaire de le diviser finement, on irait à l'encontre du but qu'on se propose ; on peut encore le ramollir par le trempage à l'eau froide ou chaude ; nous avons signalé les inconvénients de cette pratique. L'orge est très dure, d'une mastication difficile et doit être divisée.

Les jeunes animaux qui commencent à manger et qui mastiquent maladroitement doivent toujours recevoir leur ration d'avoine concassée. Au lieu de traiter tous les élèves de la même manière, le panseur devra surveiller les animaux et leur donner le grain entier aussitôt qu'ils seront capables de bien le mastiquer.

Occasionnellement, pour les animaux de ferme, on ébouillante le grain qu'on veut mélanger avec des fourrages secs hachés de qualité inférieure. Malheureusement cette pratique est dispendieuse et n'est pas à la portée de toutes les exploitations ; du reste, elle n'offre pas de grands avantages, surtout pour les animaux qui doivent fournir un travail pénible.

Il est bon de faire tremper pendant quelques heures le grain destiné aux vieux chevaux. Lorsqu'on n'a pas de fourrages verts pendant l'hiver, alors que les chevaux ne travaillent pas et que sous l'influence d'un régime sec exclusif les crottins sont durs, qu'il y a constipation, on peut donner des fourrages trempés qui relâchent les intestins et font disparaître l'*échauffement* dont les animaux paraissent atteints.

Les carottes seront toujours données entières, bien lavées ; les betteraves et les rutabagas seront coupés en tranches assez fortes pour que les animaux ne puissent pas s'étrangler et soient obligés de les mastiquer.

Remarque. — En parlant des rations de force, nous n'avons fait aucune réserve au sujet des élèves qu'on fait travailler. L'effort à demander à ces animaux doit être réglé d'après l'âge et le développement des sujets, et la ration devra toujours être majorée d'une certaine proportion de principes albuminoïdes pour servir au développement des masses musculaires ; les principes hydro-carbonés devront aussi se trouver dans un excès proportionné à l'excédent des matières azotées, afin que la ration de consommation individuelle, dite ration d'entretien, qui augmente chaque jour puisse suffire aux besoins du jeune animal.

X

Engraissement.

On doit distinguer deux sortes d'engraissement : l'engraissement azoté et l'engraissement adipeux, c'est-à-dire la formation de la viande et la formation de la graisse ; le résultat final se traduit par une augmentation de poids. On ne saurait séparer ces deux sortes d'engraissement, la viande et la graisse se forment simultanément, mais dans des proportions fort inégales. L'engraissement repose sur cette loi physiologique : *L'intensité des dépenses chimiques effectuées par les tissus vivants se règle sur les besoins de l'organisme.*

L'excrétion azotée est constante et permanente, elle est réglée par l'apport des substances alimentaires. A l'état d'entretien, tout l'azote alimentaire se retrouve dans les excreta, de sorte que pour une ration qui aura une valeur calorifique donnée, quelles que soient les variations qu'on fasse subir à la composition de la ration, à la condition qu'elle ait toujours la même teneur en calories, ou plutôt en glycose, l'azote ingéré sera rejeté. Le coefficient de digestibilité restant le même si on augmente la proportion des principes hydro-carbonés de manière à ce qu'ils puissent fournir à l'organisme une quantité de chaleur suffisante, les principes albuminoïdes seront épargnés et auront une tendance à s'emmagasiner soit sous forme de viande, soit sous forme de graisse. Pour que l'entreprise zootechnique soit économique, il faut, autant que possible, que chacun des principes immédiats ne soit pas détourné de sa destination naturelle, c'est-à-dire que la chaleur nécessaire à l'animal ne soit pas produite par les albuminoïdes. C'est une condition difficile à réaliser et même qu'on ne peut peut être jamais remplir complètement.

L'engraissement doit toujours être poussé avec rapidité ; il est préférable, par exemple, de porter un bœuf au poids de 800 kilogr. dans la période d'une année que de mettre dix-huit mois pour atteindre ce résultat ; dans ce dernier cas, la ration dite d'entretien des six derniers mois serait consommée en pure perte. L'économie à réaliser ne résulte pas seulement des aptitudes individuelles du sujet et de la composition de la ration ; elle est aussi sous la dépendance des conditions extérieures. Un animal au repos, dans une stalle, augmentera plus facilement de poids qu'un animal faisant de l'exercice. Pour une même ration, l'augmentation de poids sera moindre en hiver qu'au printemps et en automne, une plus grande quantité d'aliments devant être consommée pour la production de la chaleur normale lorsque l'animal vit dans une atmosphère froide. Cependant, si la température s'élève trop, il y a aussi perte de nourriture, la chaleur étant employée pour l'évaporation de la sueur. La température la plus favorable est d'environ 12 à 15 degrés. Le repos absolu, l'absence d'excitations, une lumière peu intense, sont des conditions essentielles requises pour un engraissement rapide.

Les trois espèces qui intéressent plus particulièrement le fermier sont : l'espèce bovine, l'espèce ovine et l'espèce porcine. Chacune d'elles a une aptitude spéciale moyenne à l'engraissement. Lawes et Gilbert ont observé que pendant toute une période d'engraissement un bœuf pouvait produire en moyenne 50 kilogr. de poids vif par la consommation de 125 kilogr. de tourteau, 300 kilogr. de foin et 1,750 kilogr. de rutabagas. Pour obtenir le même résultat chez le mouton, il faudrait d'après les mêmes auteurs 150 kilogr. de tourteaux, 150 kilogr. de foin de trèfle et 200 kilogr. de rutabagas ; le porc pour le même rendement nécessiterait 250 kilogr. de farine d'orge. Nous devons faire remarquer que ces observations ont été faites sur des races anglaises plus précoces et ayant une puissance digestive plus élevée que les races françaises.

Le porc est capable de consommer et d'assimiler une proportion plus élevée de matières alimentaires que le bœuf et le mouton ; cela tient surtout au plus haut degré de concentration et au coefficient de digestibilité des aliments qu'on emploie généralement pour l'engraissement des animaux de cette espèce, en même temps qu'à leur plus grande faculté d'assimilation. Le porc augmente proportionnellement en poids beaucoup plus que le bœuf et le mouton, et cette augmentation est beaucoup plus rapide. Les résultats qu'on obtient eu égard à la quantité d'aliments consommés sont aussi plus élevés ; cela s'explique parce que le porc dépense moins pour son entretien, et il résulte une plus forte proportion de disponibilités pour la production de la viande et de la graisse. Sur 100 de matières organiques digérées, le bœuf gras en a employé 77 pour son entretien, le mouton 74 et le porc 57. Sa facilité d'assimilation, le taux élevé de son accroissement font du porc la machine la plus économique à produire de la viande qui soit à la disposition du fermier. Les résultats qu'on obtient dans l'engraissement du mouton tiennent le milieu entre ceux obtenus avec le porc et le bœuf. Du reste, les résultats sont variables ; dans toutes les races et dans toutes les espèces, on trouve des animaux qui utilisent d'une manière plus parfaite les éléments de leur ration ; c'est-à-dire que tous n'ont pas les mêmes aptitudes à l'engraissement. Toutes choses étant égales d'ailleurs, pour un même individu et pour un même régime, l'augmentation de poids pendant un laps de temps déterminé sera au maximum lorsque au début de l'entreprise l'animal sera déjà en chair ; le rapport entre la somme de principes alimentaires assimilés et l'augmentation de poids vif n'est pas constant, car, à mesure que l'animal soumis à l'engraissement augmente de poids, la quantité de nourriture improductive augmente aussi ; c'est-à-dire que la dépense individuelle devient de jour en jour plus élevée. De même, lorsqu'un animal est dans un état de graisse très avancé, la consommation d'aliments de production diminue en même temps que l'augmentation de poids, et il arrive un moment où l'état du sujet est stationnaire. Cette progression décroissante dans la mise en réserve par l'animal est due à ce que, dans les derniers stades de l'engraissement, l'eau est fixée en moins grande quantité. Ces changements dans le taux de la consommation et de l'accroissement sont surtout apparents chez le porc à cause de la rapidité avec laquelle l'engraissement se produit. Pour que l'engraissement se produise rapidement et économiquement, il faut que les rations soient bien balancées. Wolf recommande pour le mouton une ration plus azotée que pour le porc et le bœuf Le rapport des substances azotées aux matières non azotées serait, d'après cet auteur, pour l'engraissement du mouton, de $\frac{1}{5,5}$ pour finir à $\frac{1}{4,5}$; pour le porc de $\frac{1}{5,5}$ et $\frac{1}{6,5}$ selon l'âge et le poids. Pour le bœuf, la relation nutritive devrait être de $\frac{1}{6,5}$ au commencement de l'opération, pour arriver à $\frac{1}{5,5}$ et retomber à $\frac{1}{6}$. Dans toutes ces rations, les amides sont considérées comme des albuminoïdes ; elles ont donc une relation trop étroite et l'erreur se fait surtout sentir sur les rations du mouton et du bœuf. Les résultats pratiques montrent du reste qu'on peut obtenir un bon taux d'accroissement avec des quantités plus faibles d'albuminoïdes que celles recommandées par Wolf, surtout si on emploie des grains. Un essai de trois années à Woburn prouve que, pour le mouton, une ration journalière de 9 kilogr. 71 de rutabagas, 113 gr. 398 de foin, 340 gr. 19 de grain, soit une relation nutritive de $\frac{1}{7,7}$ par rapport aux principes azotés, et $\frac{1}{20}$ par rapport aux albuminoïdes seuls, donne des résultats égaux à ceux obtenus lorsqu'on remplace le grain par les tourteaux. Il n'est cependant pas toujours prudent de ne considérer la ration qu'au point de vue de l'engraissement, il faut aussi tenir compte de la valeur du fumier. A ce dernier point de vue, l'engraissement avec les tourteaux ou avec les graines des légumineuses est plus avantageux que l'emploi des céréales.

Les jeunes animaux nécessitent une plus forte proportion de matières azotées que les adultes, parce qu'ils se développent en même temps qu'ils engraissent.

Dans la laine, il faut considérer le suint, la graisse et le brin. Le suint est une combinaison de potasse avec un acide organique peu connu ; il est soluble dans l'eau et facilement enlevé par les lavages. Dans certaines races, les mérinos par exemple, le poids du suint peut représenter la moitié du poids de la toison brute ; généralement il équivaut à 15 % du poids de la toison. Dans une toison lavée, la graisse varie de 3 à 8 % et quelquefois moins, les laines fines sont les plus grasses. Le brin contient environ 16 % d'azote. La composition de la laine n'est généralement pas sous la dépendance de l'alimentation ; un mouton qui ne sera pas nourri suffisamment perdra du poids sans que la composition de la toison soit modifiée, sans qu'elle soit altérée quant à la qualité. Mais le rendement peut se trouver affecté. Les agneaux qui ont une bonne ration, non seulement se développent plus rapidement, mais aussi leur toison est plus forte. Si on élevait les ovins rien que pour la production de la laine, la proportion des albuminoïdes ne devrait donc pas descendre trop bas, afin que l'animal eût dans sa nourriture les éléments nécessaires pour le développement d'une toison bien tassée en rapport avec ses aptitudes.

Les phénomènes de la nutrition se traduisent par

une série d'oxydations, d'hydratations, de déshydratations ou de dédoublements qui, tous, dégagent ou
absorbent de la chaleur. Si nous connaissions tous les
états intermédiaires par lesquels passent les différents
éléments, nous pourrions, à la faveur des lois de la
thermochimie, calculer exactement la somme de principes immédiats nécessaire pour obtenir un résultat
prévu ; malheureusement les états intermédiaires ne
nous sont pas connus ; cependant le principe de l'état
initial et de l'état final, ainsi conçu : *Si un système
de corps simples ou composés, pris dans des conditions
déterminées, éprouve des changements physiques ou
chimiques, capables de l'amener à un nouvel état, sans
donner lieu à aucun effet mécanique extérieur au
système, la quantité de chaleur dégagée ou absorbée par
les effets de ces changements dépend uniquement de l'état
initial et de l'état final du système : elle est la même,
quelles que soient la nature et la suite des états intermédiaires,* ce principe nous permet, dis-je, de résoudre momentanément certains problèmes avec une
approximation suffisante. Nous avons déjà succinctement exposé les faits nouvellement acquis à la science
touchant la digestion des principes albuminoïdes ;
nous savons donc aujourd'hui qu'avant d'être assimilés,
les corps albuminoïdes sont dédoublés pour passer à
l'état de corps cristallisables qui sont *de suite* synthétisés pour former les albuminoïdes spécifiques de
chaque espèce, on pourrait même dire de chaque
individu. Cette théorie du *dédoublement* n'est pas tout
à fait nouvelle ; il y a longtemps que ces transformations avaient été au moins pressenties. En 1874,
M. A. Gautier écrivait dans son traité de chimie
appliquée à la physiologie (t. I, page 257) : « Arrivées
dans l'estomac des herbivores, les matières albuminoïdes végétales subissent, sous l'influence du suc

gastrique, un changement profond. Elles paraissent s'y dédoubler d'abord en corps plus simples, plus faciles à dialyser. » Plus loin, pages 259 et 260 : « Les dérivés azotés des matières protéiques sont les uns des produits de dédoublement directs de ces substances, les autres des produits de leur oxydation successive de plus en plus complète..... Il est difficile de dire quels sont, parmi ces principes azotés, ceux que l'on peut considérer comme dérivés des matières albuminoïdes par simple dédoublement avec hydratation. Il en est toutefois un certain nombre, tels que le glycocolle, la leucine, la tyrosine, qui peuvent en dériver sans que l'oxygène intervienne. » Toutes ces substances, plus riches que les matières albuminoïdes en matières combustibles, peuvent se produire directement. Nos connaissances actuelles ne vont pas jusqu'à connaître tous les corps qui dérivent du dédoublement des albuminoïdes ; mais, en ne tenant compte que des corps bien définis dont la composition et les chaleurs de formation et de combustion ont été étudiées, nous pouvons traduire ce phénomène du dédoublement par les équations ci-dessous :

$$
\begin{array}{llr}
2\,C^{72}H^{112}AZ^{18}O^{22}S = 3224 & & \\
+\,39\ 1/2\ H^{2}O \qquad = \ \ 711 & & \\
\hline
\qquad\qquad\qquad 3935 & &
\end{array}
$$

$10\,C^{6}H^{13}AZO^{2}$	leucine	1310
$C^{9}H^{11}AZO^{3}$	tyrosine	181
$C^{3}H^{7}AZO^{2}$	alanine	89
$2\,C^{2}H^{5}AZO^{2}$	glycocolle	150
$CH^{4}AZ^{3}$	guanidine	58
$C^{4}H^{7}AZO^{4}$	acide aspartique	133
$C^{51}H^{98}O^{6}$	palmitine	806
$9\,COH^{4}AZ^{2}$	urée	540
$3\,CO^{2}$		132
$2\,S$		64
$29\ 1/2\ O$		472
		3935

Si nous poussons le dédoublement jusqu'à formation de glutamine, l'équation devient :

$$
\begin{array}{lll}
9\ C^6H^{13}AZO^2 & \text{leucine} & 1179 \\
C^9H^{11}AZO^3 & \text{tyrosine} & 181 \\
C^3H^7AZO^2 & \text{alanine} & 89 \\
2\ C^2H^5AZO^2 & \text{glycocolle} & 150 \\
CH^4AZ^3 & \text{guanidine} & 58 \\
C^4H^7AZO^4 & \text{acide aspartique} & 133 \\
C^5H^9AZO^4 & \text{glutamine} & 147 \\
C^{51}H^{98}O^6 & \text{palmitine} & 806 \\
9\ COH^4AZ^2 & \text{urée} & 540 \\
4\ CO^2 & & 176 \\
2\ S & & 64 \\
23\ 1/2\ O & & 376 \\
\end{array}
$$

$$2\ C^{72}H^{112}AZ^{18}O^{22}S = 3224$$
$$+\ 37\ 1/2\ H^2O = 675$$
$$\overline{\ 3899}$$
$$3899$$

Si dans la première équation on supprimait l'acide aspartique, on aurait alors trois équivalents de glycocolle, et il ne faudrait plus que 38 1/2 H^2O.

Il y a un fait digne de remarque, c'est que, si on considère l'équation de la combustion complète de l'albumine, ou celle de simple hydratation avec production de palmitine et de lactose, ou l'une ou l'autre des formules de dédoublement, la quantité d'urée formée est toujours un multiple de 9. Il semble que dans la constitution de la molécule protéique il y a un groupe d'éléments excrémentiels qui est à peu près constant. On trouve aussi dans les produits de dédoublement de l'albumine, de l'arginine, de la lysine, de la cadavérine même ; mais peut-on affirmer que ces composés ne proviennent pas d'une transformation de l'un ou de l'autre ou de plusieurs des composés amidés déjà connus, comme l'alanine elle-même dérive de la sarcocine ($C^3H^7AZO^2$) ? On savait aussi que le dédoublement de la molécule albuminoïde s'accompagnait toujours de la production d'une certaine quantité de corps gras.

On tire des équations ci-contre que 1 gramme d'albumine donne 0 gr. 25 de matière grasse, et qu'il faut de 0 gr. 2093 à 0 gr. 2205 d'eau pour l'hydratation, ce qui nous indique qu'une bonne ration d'engraissement doit contenir environ 80 % de matière sèche, exception faite pour l'engraissement au pâturage. On peut objecter qu'une certaine quantité d'oxygène est mise en liberté et que ce gaz n'est pas rejeté en nature par les animaux. Cet oxygène ne demeure pas sans emploi, il est nécessaire pour produire les dérivés des amides qui résultent du dédoublement direct de la molécule albuminoïde.

	Chaleur de combustion	Chaleur de formation
de 1 gramme de :		
Chair musculaire ...	5036	1137 calories.
Caséine	5038	927,5
Fibrine végétale	5137	970
Gluten	5502	999

D'après Lawes et Gilbert, les divers principes acquis par un animal soumis à un bon régime d'engraissement et amené à la fin de l'opération à un bon état de maturité et de graisse sont les suivants :

Veau, 6,5 de chair musculaire ou 65 % ; graisse, 72,5 % ;

Bœuf, 7,69 de chair musculaire ou 77 % ; graisse, 66,2 % ;

Mouton, 7,13 de chair musculaire ou 71 % ; graisse, 70,4 % ;

Porc, 7,76 de chair musculaire ou 78 % ; graisse, 63,1 %.

Dans les veaux et les bœufs, les deux tiers environ de la matière azotée totale du corps se trouvent dans les quartiers et 12 % dans les os de ces quartiers ; les quartiers du mouton ne contiennent que de 52 à 53 % de la substance azotée totale de l'animal et les os 10 % ; pour le porc les trois quarts de l'azote total se trouvent dans les quartiers et 4 à 5 % dans les os. Malgré que la chaleur de formation de la chondrine (1,226 calories) et de l'oséine (954) diffèrent de celle de la chair musculaire, pour simplifier la question, nous admettrons que toute la matière azotée fixée par kilogramme d'augmentation peut être considérée comme si elle ne servait qu'à produire des muscles, ce qui du reste ne change rien au résultat pratique. L'âge de six mois à un an est une période critique, qui ne correspond ni au jeune âge, ni à l'âge adulte ; aussi, nous basant sur l'observation, nous admettons que l'accroissement à ce moment correspond à 70 grammes de chair musculaire et 700 grammes de graisse, pour une augmentation de 1 kilogramme de poids vivant.

Tous les albuminoïdes n'ont pas exactement la même composition qualitative ; nous avons pris pour formule-type celle de Lieberkun, à laquelle se sont rattachés MM. Chauveau et Armand Gautier. D'après la deuxième équation, qui est celle qui envisage le dédoublement le plus complet, 1 gramme d'albumine en se dédoublant donne naissance à 0 gr. 0549 de CO^2, dont la chaleur de formation pour 1 gramme avec le carbone amorphe, l'acide dissous dans l'eau, est de 5 calories 6, soit pour la quantité ci-dessus 0 calorie 30744. La quantité d'urée produite est de 0 gr. 1674, dont la chaleur de formation est de 0 gr. 2153, et celle de 0 gr. 25 de graisse provenant du dédoublement de l'albumine de 0 calorie 153575.

Le théorème des hydratations est ainsi conçu : *Lorsque*

l'eau se fixe sur un principe immédiat, la chaleur dégagée ou absorbée est égale à la différence entre la chaleur de formation de ce principe par les éléments et celle des composés résultant, diminuée de la chaleur de formation de l'eau. En vertu du théorème réciproque, les amides résultant du dédoublement étant synthétisés de suite pour former des principes azotés animaux, nous n'avons pas à tenir compte de la chaleur de formation de l'eau. De sorte que nous tombons dans le cas du théorème des dédoublements qui dit : *En général, lorsqu'un principe organique se dédouble en deux autres substances (ou un plus grand nombre), la chaleur dégagée ou absorbée est égale à la différence entre la chaleur de formation des produits et celle du principe initial.*

La chaleur dégagée ou absorbée pendant le dédoublement des albuminoïdes sera égale à la chaleur de formation du principe albuminoïde considéré (fibrine végétale, caséine, gluten), diminuée de la chaleur de formation de l'acide carbonique, de l'urée et de la matière grasse, soit un total de 0 calorie 676315. L'énergie libérée pendant la transmutation des matières protéiques est donc relativement faible.

Faute de renseignements thermo-chimiques suffisants relativement à la chaleur de formation des principes immédiats des substances fourragères, nous nous contenterons de diviser les fourrages en trois catégories, division provisoire, qui pourra s'élargir à mesure que des études nouvelles nous éclaireront mieux sur cette question encore insuffisamment explorée.

Tous les foins, pailles, fourrages fibreux appartiennent à la catégorie de ceux dont la chaleur de formation correspond à celle de la fibrine végétale. Les graines des légumineuses, les tourteaux dont le coefficient de digestibilité est très élevé seront classés au rang de caséine ; enfin les grains, sons et farines, au rang du gluten. Cette division, tout en n'étant pas rigoureuse, a au moins, au point de vue pratique, la même valeur que celle des coefficients de digestibilité qu'on trouve dans les tables relatives à la composition des aliments. Cependant, il se présente une difficulté au sujet des fourrages verts et des racines. Les premiers lorsqu'ils sont dans le premier stade de développement se rapprochent de la caséine ; au moment de la floraison, ils tiennent le milieu entre le gluten et la fibrine végétale. Quant aux racines, nous n'avons aucune donnée, même probable, nous avons une tendance à les classer avec la caséine.

Si nous retranchons de la chaleur de formation de la fibrine végétale, de la caséine et du gluten, les 0 calorie 6763, acquises à la formation de l'urée, etc., il nous reste pour chacun de ces principes immédiats les sommes de calories : 969.3237, 926,8237, 998,3237. Autant de fois chacun de ces nombres sera contenu dans 1137, autant il faudra de grammes de protéine du fourrage correspondant pour former un gramme de viande, de sorte que nous arrivons à établir le tableau suivant de rationnement :

Tableau donnant les quantités de protéine nécessaire pour chaque nature de fourrage, pour une augmentation de 1 kilogr. de poids vivant selon les âges :

	Jusqu'à 6 mois.	De 6 mois à 1 an.	De 1 an et au-dessus.
Fibrine végétale....	76,908	82,824	91,106
Caséine.............	79,495	85,610	94,171
Gluten..............	74,038	79,730	88,703

Moyennes proportionnelles :

	Jusqu'à 6 mois.	De 6 mois à 1 an.	De 1 an et au-dessus.	Equivalence par rapport à la fibrine végétale.
Fibrine végétale.	25,6678	27,644	30,2956	
Caséine.........	26,531	28,571	31,3148	1,0336
Gluten	24,7089	26,609	29,4962	0,9736
	76,9077	82,824	91,1066	

Afin de faciliter l'établissement des rations par les mélanges des fourrages, nous avons donné une table de moyennes proportionnelles en prenant le foin pour type ; cette table permettra de calculer facilement les proportions de foin, de grains ou de tourteaux à faire entrer dans la ration pour une augmentation d'une unité de poids vivant.

Le tableau suivant les âges présente une particularité remarquable : c'est que la quantité de matière protéïque nécessaire dans chaque catégorie de fourrages pour un accroissement de 1 kilogramme de poids vivant se rapproche sensiblement du nombre 80, qui est le coefficient isoglycosique des albuminoïdes fixé par M. Chauveau, et dans l'âge adulte ce coefficient se rapproche davantage de celui que nous avons adopté nous-même, 94. Il semble donc qu'on puisse dire avec raison que la puissance trophique d'un aliment peut et doit se mesurer à son rendement en glycose. Les différences qui existent dans chaque catégorie sont facilement explicables. Le gluten contient 55,11 % de carbone et 15,93 % d'azote ; la fibrine végétale n'a que 53,71 de carbone pour 17,43 d'azote, tandis que la caséine ne contient que 50,10 de carbone et 15,37 d'azote ; la légumine se rapproche assez de la caséine, elle a moins d'azote et un peu plus de carbone. Il n'y a donc pas lieu d'être surpris qu'il faille moins de matière azotée du foin que de caséine pour obtenir une augmentation de 1 kilogramme de poids vivant.

Les expériences de Munk, de Lebedeff et d'Hoffman ont suffisamment démontré que les matières grasses des aliments étaient absorbées en nature ; il ne faudrait cependant pas s'exagérer le rôle de ces principes immédiats dans l'engraissement, car à l'état normal, lorsque les hydrates de carbone se trouvent dans la ration en quantité suffisante, ils sont absorbés de préférence. Ce serait même une erreur d'ajouter des corps gras aux fourrages. Passé une certaine proportion qui est $\frac{1}{2,2}$ par rapport aux matières albuminoïdes, les corps gras exercent une action inhibitoire sur les fonctions de l'estomac ; lorsqu'ils sont à l'état d'inclusion avec les matières albuminoïdes dans la cellule végétale, ils sont plus facilement émulsionnés, et c'est surtout pendant la mastication que se produit ce changement physique ; lorsqu'ils arrivent dans les organes digestifs, ils sont ainsi tout préparés pour les transformations ultérieures.

Les aptitudes des animaux à l'engraissement varient selon les races, selon les individus dans la race et selon l'âge ; avec une même ration, aussi bien balancée qu'elle soit, on peut donc obtenir des résultats différents. Un jeune animal dont le développement est incomplet a une force d'assimilation beaucoup plus élevée qu'un animal arrivé au terme de sa carrière, entre les deux extrêmes, il y a un terme moyen. En même temps que les facultés assimilatrices diminuent, les fonctions digestives deviennent aussi moins actives.

La formation de la graisse aux dépens du sucre est une réaction anaérobie neutre au point de vue thermique, qu'on peut représenter par la formule suivante (Morat et Doyon, *Traité de physiologie*) :

$$13\ C^6H^{12}O^6 \text{ glycose, 1 kilogramme.} \begin{cases} C^{55}H^{104}O^6 & = 0\ \text{k. }370 \\ \text{graisse} & \\ + 23\ CO^2 & = 0\ \text{k. }430 \\ + 26\ H^2O & = 0\ \text{k. }200 \end{cases}$$

Nous possédons actuellement tous les éléments nécessaires pour calculer une ration d'engraissement.

Soit à rationner un animal du poids de 500 kilogr. âgé de 3 ans 1/2 avec du foin seulement, contenant d'après les tables de composition des fourrages :

MA = 6 % m. g. 1 %, MNA 42,5 % de digestibles.

D'après ce qui précède, il nous faut 91 gr. 106 de matière azotée pour la formation de 77 grammes de matière azotée animale correspondant à 1 kilogramme d'augmentation de poids vivant ; dès lors nous devrons prendre :

$$\frac{91,106 \times 100}{6} = 1,518\ \text{gr. }43 \text{ de foin qui contiendront :}$$

MA = 91,106 ; m. g. 15,1843 et MNA 645,332 = 693,731 de glycose.

En même temps, l'animal accumulera 662 grammes de matières grasses ; nous en avions déjà 15 gr. 1843 contenus dans le foin, 22 gr. 776 provenant du dédoublement de la matière protéïque et 256 gr. 680 résultant de la transformation du glycose produit par les matières hydro-carbonées, ce qui fait en tout 294 gr. 6403. Il nous en manque donc 367 gr. 3597, qui devront être fournis par la ration dite d'entretien, mieux désignée sous le nom de ration de dépense individuelle. L'animal pesant 500 kilogrammes consommera 2,640 litres d'oxygène. Une partie de cet

oxygène sera, il est vrai, employée pour les transformations des principes immédiats dans l'organisme ;
nous n'en tiendrons aucun compte et la ration sera
légèrement plus forte qu'il ne conviendrait en réalité ;
il est préférable qu'il en soit ainsi. Notre ration de
dépense individuelle contiendra des matières azotées
en même temps que des principes hydro-carbonés,
nous pouvons obtenir une augmentation de poids
supérieure à celle prévue. Comme il faut 0 lit. 746 d'O
pour brûler 1 gramme de glycose, le supplément de
foin devra contenir une somme de principes immédiats
capable de produire 3,539 gr. 873 de glycose, plus une
quantité pouvant produire les 367 gr. 359 de matière
grasse qui manquent dans la ration de production,
diminuée de celle résultant du dédoublement des
principes azotés en glycose, dont le rendement d'après
la formule de M. Chauveau sera ici de 50 %. Pour
produire les 367 gr. 359 de matière grasse, il faudra
992 gr. 86 de glycose. Nous aurons donc l'équation
suivante, d'après la composition du foin :

$$6\,x \times 80 + 1\,x \times 161 + 42,5\,x \times 107,5 = 3539,873 + 992,86 - \frac{6\,x}{2}.$$

$\frac{6\,x}{2}$ représente de la matière grasse ; réduisons-le en glycose en multipliant par 161, et l'expression devient
$\frac{9,66\,x}{2} = 4,83\,x$; l'équation précédente devient alors :
$56,9275\,x = 4532,7335$ ou $x = 7,962$ gr. 290. La ration
totale sera donc de 9,480 gr. 720 de foin et contiendra :
568 gr. 8432 de MA, 94,807 de m. g. et 4029,306 de
MNA équivalant à 4,313 gr. 372 de glycose. Sur les
568 gr. 8432 de MA, 91,106 seront utilisés pour la
formation de matières azotées animales, il en reste
donc 477 gr. 7372 qui, en se transformant en glycose,
produiront 238 gr. 8696 de matière grasse, laquelle,
ajoutée à celle contenue dans la ration et celle pro-

venant des matières albuminoïdes fixées, donnera un total de 256 gr. 4526 ; il en manque encore 403 gr. 5474 qui devront provenir .de 1,096 gr. 0756 de glycose résultant des matières hydro-carbonées ; ces matières hydro-carbonées et les matières azotées représentent l'équivalent de 4,695 gr. 56176 de glycose, il reste donc pour la calorification 3,599 gr. 48676, au lieu de 3,538 gr. 874, soit un excédent de 60 gr. 612 de glycose ou 56 gr. 4 de matière hydro-carbonée, erreur en plus qui est bien négligeable.

L'analyse de cette ration nous montre aussi que l'emploi du foin seul, qui paraît économique, est en réalité onéreux, et d'autant plus onéreux que le foin est de meilleure qualité parce qu'une quantité relativement considérable de matière azotée est employée à la calorification, 477,7372, alors seulement que 91,106 sont fixés. Il y a tout avantage à faire des mélanges, comme nous allons le démontrer. Soit à rationner un animal de même poids et de même âge en vue de l'engraissement avec du foin, du tourteau d'arachides et de la farine de maïs :

	MA	m.g.	MNA
Foin	6	1	42,5
Tourteau d'arachides..	40,4	6,5	23,5
Maïs (farine)	8	4	68,6

En nous reportant au tableau des moyennes proportionnelles, nous écrivons les égalités suivantes :

(Suit le tableau.)

MA   m. g.   MNA

Foin :

$$\frac{30,2956 \times 100}{6} = 504,926 \quad 30,2956 \quad 5,049 \quad 214,593$$

Tourteau d'arachides :

$$\frac{31,3148 \times 100}{40,4} = 77,5118 \quad 31,3148 \quad 5,038 \quad 18,215$$

Maïs (farine) :

$$\frac{29,4962 \times 100}{8} = 368,70 \quad 29,4962 \quad 14,748 \quad 252,928$$

$$91,1066 \quad 24,835 \quad 485,736 = 522,166$$

de glycose.

Cette partie de la ration totale, qui est la vraie ration de production, contient toute la matière azotée nécessaire pour la production de la substance azotée animale correspondant à une augmentation de 1 kilog. de poids vivant, elle contient en outre 24 gr. 835 de matière grasse, plus 22 gr. 776 provenant du dédoublement des matières azotées, et enfin des hydrates de carbone équivalant à 193 gr. 201 de matières grasses, soit un total de 240 gr. 812 ; il en manque donc 421 gr. 188, correspondant à 1,138 gr. 345 de glycose. Comme précédemment, cet animal consommera 2,640 lit. d'O, qui brûleront 3.538 gr. 874 de glycose. Il faut donc que la ration de consommation individuelle, qui, tant au point de vue physiologique qu'au point de vue économique, doit être constituée par des fourrages ayant un certain volume, contienne l'équivalent de 3,538 gr. de glycose plus 1,138 gr. 345 diminués de celui correspondant à la quantité résultant de l'hydratation des matières azotées du supplément de foin ; dès lors, sans passer par les équations intermédiaires, nous pouvons écrire :

$$56,927 \; x = 3538,874 + 1138,345, \text{ d'où } x = 8,216 \text{ gr. } 89.$$

La ration totale se composera donc de 8,721 gr. 816 de foin, c'est-à-dire 776 gr. 472 seulement de moins qu'avec la ration au foin seul. Cette faible différence était à prévoir puisque, dans ce dernier cas, le foin doit surtout subvenir aux besoins de la calorification ; mais nous faisons une économie de 46 gr. de matière azotée.

$$\text{MA} \qquad \text{m.g.} \qquad \text{MNA}$$
$$8216,89 \text{ de foin} = 493,0134 \quad 82,1619 \quad 3492,17825$$
$$\text{ou } 3753,9916 \text{ de glycose.}$$

Au total, il y a donc dans la ration 584 gr. 12 de matière azotée dont 493,0134 sont comburés, 569 gr. 4869 de matières grasses, soit qu'elles se trouvent directement dans les aliments ou qu'elles soient le résultat des transformations des matières hydro-carbonées ; il manque donc encore 92 gr. 514 de matières grasses qui seront fournies par 250 gr. 038 de glycose provenant du supplément de foin, et il reste pour la calorification 3 503 gr. 9536 de glycose, c'est-à-dire une différence en moins de 34 gr. 9204 de glycose ou 34 gr. 480 de matières hydro-carbonées. Ce déficit n'est du reste qu'apparent, puisque nous n'avons pas tenu compte de la quantité d'O qui doit être employée à oxyder les principes immédiats. On voit donc qu'avec les mélanges les principes immédiats sont mieux utilisés et que la somme de matières azotées consommées pour la calorification est moins élevée qu'avec le foin seul.

Pour que l'opération soit avantageuse, le rationnement de l'engraissement ne doit réellement commencer que lorsque les animaux sont déjà en *état*. Cet état peut et doit s'obtenir avec des aliments de qualité relativement inférieure et de valeur marchande peu élevée. Avec la même somme de principes alimentaires on n'obtiendra pas toujours la même augmentation de poids. On peut s'arrêter aux moyennes suivantes :

Pour un jeune animal, de 1 k. 222 à 1 k. 410 ; pour un bœuf de 5 à 8 ans, de 611 à 733 grammes ; pour un vieux bœuf, 366 grammes. Par conséquent, la ration doit toujours être calculée d'après le maximum probable.

(Suit le tableau.)

Tableau donnant les quantités fixées de MA et de m. g. avec la quantité de protéine végétale qui doit servir de base à la ration selon les âges.

AUGMENTATION DE POIDS. Gr.	JUSQU'A 6 MOIS			DE 6 MOIS A 1 AN			DE 1 AN ET AU-DESSUS			
	MA fixée.	MA nécessaire.	m. g. fixée.	MA fixée.	MA nécessaire.	m. g. fixée.	MA fixée.	MA nécessaire.	m. g. fixée.	
1000	65	76.908	725	70	82.824	700	77	91.106	662	MA = Matière azotée de la fibrine végétale.
900	58 5	69.217	652.5	63	74.5416	630	69.3	81.9954	598.5	
800	52	61.5264	580	56	66.2592	560	61.6	72.8848	532	m. g. = Matière grasse.
700	45.5	53.8356	507.5	49	57.9768	490	53.90	63.7742	465.5	
600	39	46.1448	435	42	49.6944	420	46.2	54.6636	399	
500	32.5	38.454	361.5	35	41.412	350	38.5	45.553	332.5	
400	26	30.7632	290	28	33.1296	280	30.80	36.4424	264	
300	19.5	23.0724	217.5	21	24.8472	210	23.1	27.3318	199.5	
200	13	15.3816	145	14	16.5648	140	15.4	18.2212	133	
100	6.5	7.6908	72.5	7	8.2824	70	7.7	9.1106	66.5	

Soit à rationner le même animal avec du foin, du tourteau d'arachides dont nous connaissons la teneur en matières digestibles et des balles d'avoine, qui contiennent MA = 1,7 ; m. g. 1 ; MNA 32,6 de digestibles, pour une augmentation de poids de 1,400 grammes par jour, en faisant entrer le foin pour une plus large part dans la ration de production. Cette ration devra contenir les matières azotées correspondant à une augmentation de 1 kilogramme, plus celles correspondant à 400 grammes. C'est-à-dire :

$$91,106 + 36,4424 = 127 \text{ gr. } 5484.$$

En nous reportant au tableau des moyennes proportionnelles nous avons 30,2956, pour la part de la fibrine végétale ; majorons ce chiffre de 20 grammes pour le foin, et demandons aux balles d'avoine 6,8 de matières azotées. Ces deux fourrages appartiennent à la même catégorie ; il nous reste à procurer 70 gr. 4528 de MA, qui devront être fournis par le tourteau d'arachides, aliment classé dans la catégorie de la caséine ; en consultant le tableau des moyennes proportionnelles, nous voyons qu'il faut 31 gr. 3148 pour 30 gr. 2956 de fibrine végétale ; le rapport entre ces deux nombres est de 1,0336 ; en multipliant 70,4528, nous aurons la somme de matière azotée que nous devons emprunter au tourteau d'arachides, pour obtenir le même résultat qu'avec *70 gr. 4528* de fibrine végétale. Dès lors, nous aurons : *72 gr. 82.*

La ration se composera de :

Foin :

	MA.	Fibrine végétale.	m.g.	MNA
$\dfrac{100 \times 50,2956}{6} = 838,26$		50,2956	8,3826	356,26

Balles d'avoine :

$\dfrac{100 \times 6,8}{1,7} = 400$		6,8	4	130,40

Tourteau d'arachides :

$\dfrac{100 \times 72,82}{40,4} = 180,247$	72,82	70,4528	11,716	42,358
		127,5484	24,0986	529,018

La teneur totale de la ration de production en fibrine
végétale est de 127,5484, au lieu de 129,9156 de MA,
parce que nos prévisions sont basées sur la fibrine végétale, et la quantité de tourteau d'arachides a été calculée après avoir ramené la protéine de ce fourrage en
fibrine végétale. L'erreur qui résulte de ce mode de
calcul est négligeable, car elle ne porte que sur les
matières grasses, en plus ou en moins, résultant du
dédoublement des albuminoïdes, erreur qui est dans
ce cas de 0,58. Cette ration de production contient
donc l'équivalent de 127,5484 de fibrine végétale nécessaire pour la formation des matières azotées animales,
correspondant à 1,400 grammes d'augmentation de
poids vivant, qui donneront: 31 gr. 8871 de m. g.; nous
trouvons, en même temps, 24 gr. 0986 de matière
grasse et 210 gr. 4167 provenant de l'hydratation des
matières hydro-carbonées, c'est-à-dire un total de :
266 gr. 4024 de m. g. D'après le tableau d'accroissement, il en faut : 662 + 264 = 926 gr. Il faudra donc

que les balles d'avoine et le foin qui entreront dans la ration de dépense individuelle contiennent l'équivalent de 3,538 gr. 876 de glycose nécessaire pour la consommation des 2,640 litres d'O, plus la quantité de matières grasses et de matières hydro-carbonées capables de fournir la matière grasse qui fait défaut, ou 926 — 266,4024 = 659,5976, diminuée de la somme de matières grasses résultant de la transformation des matières azotées qui dans les fourrages accompagnent toujours les matières hydro-carbonées. Il y a plusieurs manières de résoudre le problème ; nous prendrons la plus simple, parce qu'elle est plus conforme aux besoins de la pratique. Les balles d'avoine sont dans la ferme, en quantité relativement faible, la réserve peut être vite épuisée, nous pouvons, d'ores et déjà, dire que nous voulons en faire consommer 4 kilogrammes par jour, en plus de celles qui entrent dans la ration de production ; elles fourniront donc : 68 de MA, 40 de m. g. et 1304 de MNA, qui rendront 1.401 gr. 8 de glycose. Les 68 gr. de MA, en passant à l'état de glycose par hydratation, donneront 34 de m. g., qu'il faut ajouter aux 40 grammes contenus dans les 4 kilogrammes de balles, soit 74 grammes, de sorte que la ration ainsi transformée contient actuellement :

$$266,4024 + 74 = 340 \text{ gr. } 4024 \text{ de m. g.}$$

et le déficit n'est plus que de 585 gr. 5976. Mais, d'autre part, il y aura 1401,8 de glycose, provenant de MNA des balles, plus 54,40 provenant des matières azotées, soit 1,456 gr. 20. Il ne manque donc plus dans la ration totale que 585 gr. 5970 de matières grasses qui dériveront de 1,582 gr. 715 de glycose. Il faut donc que le supplément de foin fournisse : 3538,876 de glycose, plus 1582,715, moins 1456,20, soit 3665 gr. 391 de glycose. Nous pouvons donc écrire, comme nous l'avons fait déjà, sans passer par les équations intermédiaires :

$$56{,}927\,x = 3665{,}391,\ \text{d'où}\ x = 6438{,}76.$$

La ration devient donc :

	MA.	Fibrine végétale.	m g.	MNA.
Foin.......... 7277,02 =		436,6212	72,77	3092,7335
Balles d'avoine. 4400 =		74,8	44	1434,4
Tourteau d'arachides...... 180,247 =	72,82	70,4528	11,716	42,358
		581,8740	128.486	4569,4915

Sur les 581 gr. 874 de fibrine végétale, 127,876 participeront à la formation de la matière azotée animale en donnant 31 gr. 8871 de matière grasse, il en restera donc 454 gr. 3254 qui, à leur tour, donneront 227 gr. 1627 de m. g. et 363,46032 de glycose. La ration contient déjà 128 gr. 874 de m. g., le total est donc de 393 gr. 5358. Il n'en manque plus que 532 gr. 4642 qui dériveront de 1,439 gr. 09 de glycose : or, les hydrates de carbone équivalent à 4912.2033 de glycose auxquels il faut ajouter les 363 gr. 46032 provenant des matières protéïques non fixées, ce qui fait un total de 5,275 gr. 6636 ; il en reste donc 3,836 gr. 5736 pour la calorification, soit un excédent de 297 gr. 6976. Si on se rappelle que nous n'avons pas tenu compte de l'oxygène qui sera utilisé par les principes immédiats, pour leur transformation en glycose, cet excédent n'est pas pour nous surprendre, puisque déjà les 454 gr. 3254 de MA disponibles nécessitent pour passer à l'état de glycogène $454{,}3254 \times 0$ gr. $486 = 280$ gr. 7941 d'oxygène. La relation nutritive, les matières grasses réduites en amidon, est de $\frac{1}{8,3}$.

A mesure que l'animal augmentera de poids, l'organisme aura une tendance à se mettre en équilibre d'azote. Car, « l'élément anatomique est en relation d'échange continuel avec le milieu qui le baigne ; il lui emprunte et lui restitue, sans que ce double mouvement s'arrête un seul instant, la substance alimentaire qui est apportée incessamment dans le petit édifice cellulaire, s'y incorpore et s'y accumule pendant un temps. Il peut arriver que le courant afférent soit plus riche que le courant efférent ; les choses se passent ainsi pendant la période d'accroissement ou de jeunesse. Puis vient une période d'état pendant laquelle l'équilibre est maintenu entre l'apport et la dépense (1) ». Si on n'intervient pas pour détruire cet équilibre, alors aura lieu l'équilibre de nutrition qui correspond à ce qu'on pourrait appeler l'équilibre isotonique d'azote. Il faudra donc modifier la ration, de manière à maintenir la concentration actuelle des milieux et favoriser un nouvel accroissement. Cette modification devra porter surtout sur la teneur en matières azotées, car, pour une augmentation de 1 kilogramme de poids vivant, la consommation individuelle n'entraîne que la dépense de 7 gr. 1849 de glycose. La matière hydro-carbonée à ajouter ne doit en réalité être calculée que sur la différence de ce qui manque dans la ration de production pour obtenir l'augmentation de poids prévue et possible. Ainsi, dans la ration actuelle de production, nous n'avons que l'équivalent de 266 gr. 4024 de matière grasse, il faudrait donc ajouter les principes immédiats nécessaires pour produire les 659 gr. 5976 de matière grasse qui manquent pour maintenir le gain journalier à 1,400 grammes en plus de la matière protéïque que réclame cette augmenta-

---

(1) Claude Bernard, *De la physiologie générale.*

tion de poids, si nous nous contentions de doubler la
ration de production telle qu'elle a été établie ; en faisant cela nous porterions la ration de foin à 8115,28, et
celle des balles d'avoine à 4800. Nous ferions donc une
opération non seulement contraire aux lois de la physiologie, mais encore contraire au bon sens : chaque
nourrisseur sait par expérience qu'à mesure que l'animal prend de la graisse, ses facultés digestives s'affai-
blissent, l'assimilation est moins active.

Dans la pratique actuelle, l'engraissement comprend
trois périodes de trente jours chacune ; ce n'est qu'à la
fin de chaque période qu'on fait varier la ration. Il est
vrai que d'emblée on fait consommer une somme
double de principes protéïques, les principes hydro-
carbonés entrant dans la ration en proportions convenables. Nous avons appris par expérience qu'il était
préférable d'opérer par gradations successives au
moins pendant les deux premiers mois, qui devraient
être divisés en quatre périodes de quinze jours ; la
ration est alors mieux utilisée et l'augmentation de
poids plus régulière, surtout avec des animaux dont
les aptitudes individuelles pour l'engraissement sont
très développées, chez lesquels l'équilibre *isotonique*
d'azote s'établit avant la fin de la période de trente
jours ; alors c'est l'engraissement adipeux qui prédomine, et au point de vue économique, il faut autant
que possible que l'engraissement musculaire marche
de pair, sans interruption, avec l'engraissement adipeux, dans les premiers stades de l'opération. Ce n'est
que dans la dernière période que l'engraissement adipeux doit prédominer pour arriver à cet état qu'on
appelle l'état de *fini*.

Au bout de la première quinzaine, les facultés digestives ne sont pas encore fatiguées, on peut et on
doit même conserver les fourrages grossiers pour

maintenir le volume de la ration, en se tenant dans de justes limites.

En doublant la ration de production, nous ajoutons donc l'équivalent de 127 gr. 5484 de protéine végétale, 24 gr. 0986 de m. g. et 568 gr. 694 de glycose ou de principes équivalents. Cette ration de production deviendrait alors :

		MA.	m. g.	MNA.
Foin...........	1876,52 =	100,5912	16,7652	712,52
Balles d'avoine.	800 =	13,6	8	260,80
Tourteau d'arachides.......	360,494 =	140,9056	23,4320	84,766
		255,0968	48,1972	1058,086

La ration totale se composerait donc alors de 8,315 gr. 28 de foin, 4,800 gr. de balles, et de 360,494 de tourteau d'arachides. Au lieu de diminuer les fourrages ligneux, nous en augmenterions le volume dans des proportions déraisonnables si nous n'apportions aucune modification à cette ration et nous irions à l'encontre des principes que nous avons posés. Supprimons donc 1,500 gr. de foin et 400 gr. de balles d'avoine. Il nous manquera alors 96 gr. 8 de fibrine végétale, 19 gr. de m. g. et 767 gr. 90 de MNA équivalant à 933 gr. 5225 de glycose. Si nous remplaçons ce qui manque par du tourteau, il nous en faudra :

$$40,4\,x + 6,5\,x + 23,5\,x = 933,5225\,\frac{40,4\,x}{2}.$$

Comme nous avons des unités de nature différente, réduisons tout en glycose en multipliant les MA par 80, les m. g. par 161 et les MNA par 107,5, en nous rappelant qu'ici l'expression $\frac{40,4\,x}{2}$ représente de la graisse ;

nous aurons, sans passer par les équations intermédiaires :

$$100{,}5695\, x = 933 \text{ gr. } 5225, \text{ d'où } x = 929 \text{ gr. } 33.$$

Or, 929 gr. 33 de tourteau d'arachides valent 375,449 de MA, 60,406 de m. g. et 218,393 de MNA ; mais, d'après le tableau des moyennes proportionnelles, 375,449 de MA équivalent à 363 gr. 244 de protéïne végétale. La ration totale sera donc composée de :

Foin :

	MA		Fibrine végétale.	m. g.	MNA.
6815,28	=		408,9168	68,15	2896,494

Balles d'a-
voine :

4400	=		74,8	44	1434,4

Tourteau
d'arachides :

1290,824	=	521,4928 =	504,54	83.9055	303,64364
			988,2568	196,0535	4634,53764

Ce n'est donc qu'à la deuxième quinzaine que notre ration contiendra 1 kilogr. 0052 de matières azotées, correspondant à 988 gr. 2568 de fibrine végétale, c'est-à-dire que nous nous rapprocherons du chiffre fixé jusqu'ici par des règles empiriques. Sur ces 988 gr. 2568 de fibrine végétale, 127 gr. 5484 seront utilisés pour maintenir l'équilibre d'azote résultant de la période précédente et 127 gr. 5484 serviront à la formation de la matière azotée animale correspondant à 1,400 grammes d'augmentation de poids vivant. Il restera donc 733 gr. 16 de fibrine végétale disponible.

La répartition de la matière azotée se fera donc de la manière suivante : 127,5484 × 2 = 255 gr. 0968, qui produiront le quart de leur poids de graisse, soit 63 gr. 7742, dont la moitié, 31 gr. 8871, contribueront à l'équilibre de nutrition acquis et 31 gr. 8871 contribueront à la nouvelle augmentation de poids, qui, elle en réclame 926 gr. La ration contient 196 gr. 0535 de matière grasse, les 733 gr. 16 de matière azotée en donneront 366,58, nous en avons donc un total de 594 gr. 5206 provenant de la ration ou du dédoublement des matières protéiques ; il n'en manque donc plus que 331 gr. 4794, qui devront dériver de 895 gr. 89 de glycose. Or, les 4634,53764 de matières hydro-carbonées nous donnent 4,982 gr. 127 de glycose, auxquels il faut ajouter les 586 gr. 528 provenant du dédoublement des 733 gr. 16 de matières albuminoïdes. Il en reste donc 4,662 gr. 765 pour la calorification, qui n'en réclame que 3,687 gr. 5 en tenant compte de l'accroissement acquis pendant la première quinzaine, soit un excédent de 975 gr. 265. Cet excédent est nécessaire, d'abord parce que le facteur moyen 107,5 que nous avons pris comme rendement des matières hydro-carbonées et saccharoïdes réunies est peut-être un peu élevé, ensuite parce qu'il confirme que la ration établie sur les bases indiquées réunit les conditions nécessaires, c'est-à-dire que les principes immédiats, quels qu'ils soient, s'y trouvent en quantité largement suffisante ; la relation nutritive s'est élevée à $\frac{1}{5}$. Mais la composition de la nouvelle ration est la conséquence de l'état physiologique acquis pendant la période précédente, et non la conséquence de la ration qui, elle, se trouve imposée par l'état de choses actuel. Nous avions donc raison de dire que la relation nutritive était réellement l'expression d'un état physiologique existant.

Pour les autres périodes, on n'a pas à se préoccuper des matières hydro-carbonées ; la dépense individuelle n'étant que de 7 gr. 1849 de glycose pour chaque augmentation de 1 kilogramme de poids vivant sera compensée et au-delà par les matières grasses et les matières hydro carbonées contenues dans le supplément de ration de production.

Pour la troisième période, la ration de tourteau d'arachides sera portée à :

$$1290,824 + 180,247 = 1,471 \text{ gr. } 072$$

et la somme totale des matières azotées sera alors de 1078,02 qui correspond à 1058,7076 de fibrine végétale. Enfin, à la quatrième période, la quantité de tourteau introduite dans la ration sera de :

$$1,471 \text{ gr. } 071 + 180,247, \text{ soit } 1,651 \text{ gr. } 318,$$

et la somme des matières azotées de la ration totale sera de 1 kil. 150,84. A la fin de la quatrième quinzaine les matières azotées seront portées à 1 kil. 223,66, pour arriver dans la dernière quinzaine à 1,296 gr. 48. Cette gradation dans la matière azotée s'obtiendra en ajoutant chaque fois 180 gr. 247 de tourteau d'arachides à la ration, en admettant qu'on n'emploie pas d'autres aliments concentrés. Pour donner un nouvel exemple de la manière de se servir du tableau des moyennes proportionnelles, admettons qu'on veuille introduire le maïs dans la ration. D'après les tables de composition chimique des aliments la composition de ce grain est :

MA $= 8$; m. g. $= 4$; MNA $= 68,6$ de matières digestibles.

Cet aliment appartient à la catégorie du gluten, dont 0 gr. 9736 équivalent à 1 gramme de fibrine végétale ;

pour remplacer l'équivalent de 70 gr. 4528 de fibrine
végétale provenant du tourteau, il suffira que le maïs
fournisse 68 gr. 5918 de MA, c'est-à-dire qu'il en faudra 856 gr. 16, qui donneront en même temps
34 gr. 2464 de *m. g.* et 587 gr. 315 de MNA équivalant à
631 gr. 3649 de glycose ; on ajoutera donc la quantité de
maïs ci-dessus indiquée au lieu et place de 180 gr. 247
de tourteau.

Nous entendons déjà les critiques nous reprocher de
manœuvrer les principes immédiats d'une ration, dans
l'organisme, avec la même précision qu'un comman-
dant d'une unité militaire fait manœuvrer ses hommes
dans une parade ; à ceux là, nous répondrons : Les
principes physiologiques sont vrais ou faux ; s'ils sont
vrais, on doit pouvoir en faire une application pratique ; s'ils sont faux, pourquoi continuez-vous à les
enseigner et à en remplir les colonnes des périodiques ?

Nous avons suivi la marche probable des principes
immédiats, d'après les découvertes modernes de la
physiologie et de la thermochimie ; les résultats ne
sont jamais mathématiquement exacts, et ils ne peuvent pas l'être, parce que la composition quantitative
des principes azotés n'est pas constante, et, par suite,
leur chaleur de formation et de combustion est
variable ; mais, en partant d'une formule type, on
arrive à des résultats pratiques et économiques. Du
reste, l'expérience est le meilleur des juges. En tenant
compte des aptitudes individuelles des sujets, de leur
âge, et des erreurs qu'on peut commettre dans l'appréciation des différentes denrées alimentaires, on se con-
vaincra bien vite que ce mode de calcul des rations
d'engraissement est le seul qui, jusqu'à ce jour, per-
mette d'obtenir le prix de revient de l'unité de poids
au meilleur marché possible.

La ration que nous avons établie à la fin de la première période de quinze jours et qui sert de base à celles qui suivent (page 184) repose sur l'emploi de 929 grammes 33 de tourteau d'arachides, qui doivent combler le déficit provenant de la suppression de 1,500 grammes de foin et 400 grammes de balles d'avoine. Malgré sa simplicité, on peut, surtout certaines années, obtenir une ration plus économique. En effet, nous avons vu qu'il nous fallait 96 gr. 8 de fibrine végétale qui équivalent à $96.8 \times 1,00336 = 100,082$ de protéïne du tourteau. Si nous nous contentions d'abord d'ajouter la quantité de tourteau nécessaire pour donner à la ration la teneur en MA indispensable, il en faudrait $\frac{100,082}{40,4} = 247$ gr. 728 au lieu de 929 gr. 33 ; mais nous n'apporterions que 16 gr. 102 de *m. g.* au lieu de 19 grammes et 58,216 de MNA au lieu de 767 gr. 90. Il nous manquerait donc 3 grammes de matières grasses et 709 grammes 684 de MNA, le tout équivalant à 767 grammes 74 de glycose, que nous pourrions obtenir avec des pommes de terre cuites à la vapeur, par exemple, dont la teneur moyenne en principes digestibles est de 1,7 de MA, 0,09 de *m. g.* et 23 de MNA, le tout équivalant à 26 gr. 2299 de glycose ; dès lors il en faudrait 2,927 grammes en chiffres ronds, dans lesquels on trouverait 49 gr. 759 de matières azotées qui seraient comburées, tandis qu'avec le tourteau seul nous en sacrifions 407 gr. 74, et la teneur totale de la ration en principes azotés digestibles ne serait plus alors que de 630 gr. 275, et la teneur des matières hydro-carbonées serait de 5,063 gr. 320. Pour aussi économique en apparence que fût cette nouvelle ration, et quoiqu'elle donnât le rendement prévu pendant quelques jours, l'équilibre isotonique d'azote ne tarderait pas à s'établir, alors l'animal demeurerait stationnaire ou ne produirait qu'une partie de l'aug-

mentation prévue, due simplement à un engraissement adipeux ; aussi est-il préférable, lorsque des cas
semblables se présentent, d'augmenter d'un quart la
quantité d'aliments concentrés qu'on veut ajouter à la
ration primitive. On obtient ainsi la constance dans le
gain journalier et on réalise encore une économie.

Dans ces derniers temps, on a beaucoup parlé de la
pomme de terre pour l'engraissement du bétail ; c'est
un excellent aliment, nous ne le contestons pas, mais
il nous paraît élever beaucoup le prix de revient.

Lorsqu'on veut utiliser ce tubercule, on doit fixer à
l'avance la quantité à faire entrer dans la ration en se
rappelant que, pour les bovins, le rapport de l'eau à
la matière sèche doit être comme 4 est à 1. Soit 15 kilog.
de pommes de terre à faire entrer dans une ration
d'engraissement ; ils contiendront en principes digestibles 255 gr. de MA, 13,50 de m. g. et 3450 de MNA.
Comme toutes les racines, les pommes de terre doivent
être classées, au point de vue azoté, dans la catégorie
des caséines ; donc les 255 gr. de MA ne représentent
que $\frac{255}{1,0036} = 246$ gr. 69 de fibrine végétale ; nous n'aurons donc plus besoin, considérant la ration précé-
dente, que de prendre l'équivalent de 237,85 de fibrine
végétale, soit 266 gr. 516 dans 659 gr. 69 de tourteau.
De sorte que 15 kilogr. de pommes de terre remplacent
seulement au point de vue de la matière azotée, qui
est le seul principe producteur de viande, 631 gr. 134
de tourteau. Or, en cotant les pommes de terre à
3 francs les 100 kilogr., leur ration reviendra à 45 centimes ; tandis que les 631 gr. 134 de tourteau d'arachides, à 22 francs les 100 kilogr., ne reviendraient
qu'à 0 fr. 1388. Ce n'est donc que dans les années
d'abondance, où le marché est encombré, que ce tubercule trouverait un emploi utile pour l'engraisse-

ment des bovidés. Il est préférable de faire un arbitrage.

Pourquoi faire entrer le tourteau d'arachides dans une ration de début ? Les denrées à faire entrer dans une ration économique sont sous la dépendance des mercuriales ; pendant l'année 1906, beaucoup d'éleveurs se sont abstenus d'acheter des tourteaux, à cause des cours élevés ; les prix étaient encore avantageux, car pour remplacer 174 gr. 287 d'arachides au prix de 22 francs les 100 kilogrammes, qui revenaient à 0 fr. 04008, il aurait fallu 674 gr. 083 de son valant 0 fr. 10448, soit une différence de près de 6 centimes par ration.

Le foin entrant dans une ration de *production* doit autant que possible être haché, humecté, si c'est nécessaire, et mélangé avec les balles, les racines et les farines, quelles qu'elles soient. Seul, le foin de la ration de dépense individuelle doit être distribué entier.

Nous pensons que ce qui précède suffira pour bien faire comprendre les bases sur lesquelles repose le calcul nécessaire pour établir une ration d'engraissement, et l'usage qu'on peut faire des trois tableaux ; celui des moyennes proportionnelles rendra de grands services en permettant de ramener tous les fourrages au foin, quant à leur valeur azotée. Ce tableau nous permet de comprendre combien sont erronées les diverses tables d'équivalence, qui ont encore été publiées dans ces derniers temps.

Il est un facteur dont on ne tient jamais compte lorsqu'on établit une ration et qui est souvent cause de déboires, surtout lorsqu'on fait consommer des racines crues : c'est la chaleur spécifique des fourrages.

La loi de Dulong et Petit est ainsi conçue : « Le produit de la chaleur spécifique sous pression constante par la masse atomique est un nombre constant voisin de 6,4. » D'après cette loi, la valeur atomique moyenne de la matière albuminoïde étant de 1612, celle de l'amidon et de la cellulose de 162, nous pouvons considérer que la chaleur spécifique de la protéïne est de 0,00397, celle de l'amidon et de la cellulose de 0,0395, celle des corps gras en prenant la formule de l'oléostéaro-palmitine de 0,00794. Par extension, nous pouvons faire application de la loi de Wæstyn : « La capacité calorifique d'un corps composé à l'état solide est égale à la somme des capacités calorifiques de ses éléments considérés dans le même état physique. » Pour obtenir la chaleur spécifique d'un fourrage, il faut prendre sa composition totale, au lieu de sa teneur en principes digestibles. La chaleur spécifique du foin qui entre dans notre ration est de :

$$
\begin{aligned}
\text{MA } 10\,\% &\times 0{,}00397 = 0{,}0397 \\
\text{m. g. } 2\,\% &\times 0{,}0794 = 0{,}01588 \\
\text{Cellulose et amidon } 48\,\% &\times 0{,}0395 = 1{,}89600 \\
\text{Eau } 15\,\% &\times 1 \phantom{0{,}0000} = 15 \\
\hline
&\phantom{\times 0{,}0000} 16{,}95158
\end{aligned}
$$

pour 1 gramme $= 0{,}169515$

De sorte que, pour élever la température de ce foin de un degré, il faudra 0,169515 calories. Un gramme de graisse dont la chaleur de combustion est de 9,423 calories donne 161 de glycose qui en brûlant produisent 5,944 calories ; la chaleur dégagée pendant la transformation est donc de 3,479 calories. C'est là la source de chaleur la plus abondante qu'on trouve dans une ration, car nous avons vu que les autres principes dégageaient peu d'énergie pour passer à l'état de glycose. Les causes de déperdition provenant de la capacité calorifique des fourrages sont relativement considérables, et c'est la raison pour laquelle on a tout avantage à distribuer les rations, tout au moins les rations de production, à une température voisine de celle du corps de l'animal, ainsi que les boissons. La cuisson peut modifier la capacité calorifique des racines en même temps que diminue leur teneur en eau.

On sait que le porc a plutôt une tendance à prendre de la graisse qu'à produire du maigre ; cela semble résulter du mode d'alimentation auquel nous soumettons l'animal, autant que des aptitudes individuelles. Selon les saisons on peut avoir intérêt à produire plus de viande que de lard.

Des expériences faites en Amérique, à la station expérimentale du Visconsin, par le professeur W.-A. Henry ; à la station agricole du Missouri, par le professeur Sanborn, et dans d'autres établissements de recherches, démontrent la possibilité d'obtenir à volonté le résultat cherché.

En 1889, la Société centrale d'agriculture de la Seine-Inférieure décida qu'il y avait lieu de renouveler les essais faits en Amérique et confia la direction de ces expériences à M. Fortier, qui s'exprime ainsi :

« Quelle conclusion pouvons-nous tirer de cette expérience ? Pour ma part, je n'hésiterais point à déclarer que le résultat confirme d'une façon évidente, indiscutable, ceux qu'a indiqués le professeur Henry, c'est-à-dire qu'on peut développer une très forte proportion de chair musculaire, de maigre autrement dit, chez les animaux de boucherie en leur distribuant des aliments très riches en protéine ; si, au contraire, on voulait, les ayant suffisamment développés, ne leur faire produire que de la graisse, on y arriverait sûrement et promptement en les soumettant à une alimentation dans laquelle domineraient les élements hydro-carbonés ; ainsi se trouverait résolu le problème que nous avions posé, et le moyen de produire à volonté et dans la proportion voulue du gras ou du maigre. »

Les résultats de 1889 furent confirmés dans une nouvelle expérience, en 1890. Les animaux recevaient par jour : sang desséché 0 kil. 2389, recoupes 1 kil. 877, lait écrémé 4 litres 05. En même temps et concurremment, M. Caux, économe de l'asile de Saint-Yon, où se faisaient les expériences, étudiait les effets de la nourriture sèche ou de la nourriture mouillée sur l'engraissement du porc, répétant à son tour les essais déjà faits en Amérique et tirait cette conclusion : « En comparant l'aspect et la valeur des deux sortes de viande (premier et deuxième lots), nous avons observé et reconnu, avec M. Fortier, que les porcs nourris au sec ont donné une chair plus dure, plus serrée, plus dense et d'une belle teinte rosée, qui peut être réputée comme étant de qualité exceptionnelle. Il nous paraît donc démontré, et c'est pour nous un fait acquis, que la nourriture sèche avec boisson séparée donne les résultats suivants : elle développe assez rapidement chez les porcs un embonpoint remarquable ; elle provoque et active la formation des muscles, et produit, en même temps, une faible épaisseur de graisse, saine et de belle apparence ; elle améliore la qualité de la viande, rend la chair compacte, ferme, et lui donne, à égalité de volume, un poids supérieur à celui de la chair de tout autre animal soumis à un régime différent. » Enfin, nous pouvons ajouter que le régime sec présente les avantages suivants : engraissement très actif, progression en poids rapide et importante, rendement en viande nette porté au maximum par rapport au poids vivant ; enfin, opération simple et pratique, sans augmentation de travail, de soins et de dépense.

De ce qui précède à conclure que les grains et farines crus donnent de meilleurs résultats que cuits il n'y a qu'un pas, c'est, en effet, ce que l'expérience a démontré ; le professeur Shelton, du collège agricole du Kansas, dit que la différence en faveur du grain cru est de 1/5 de la nourriture nécessaire pour obtenir une augmentation de poids de 1 kilogramme. M. Coburn, du collège d'agriculture de l'Iova, a aussi obtenu de meilleurs résultats avec le maïs cru qu'avec le maïs cuit. A la station expérimentale de New-York, on a trouvé que le maïs cru cédait à la digestion 72 % de sa matière azotée, tandis que le maïs cuit n'en cédait que 63 %.

De tous les animaux de la ferme, le porc est celui qui, pour un poids donné de matière sèche, produit la plus forte proportion de poids vif. Malgré que cet animal s'accommode de tout et accepte facilement des aliments de médiocre qualité, il est nécessaire de faire un choix et des mélanges judicieux, si on veut obtenir des produits de bonne qualité. Le lait écrémé qui convient aux porcs à tous les âges, parce qu'il favorise le développement des muscles et des os, doit, chaque fois que cela est possible, servir d'excipient aux farines. Donné frais, l'observation nous a conduit à considérer que 3 kilogrammes environ équivalent à 500 grammes d'un mélange en parties égales de farine de pois, d'orge et de froment. On peut dire qu'on produit le meilleur lard avec 4 litres 1/2 de lait écrémé, 1,500 grammes de pommes de terre cuites et farine d'orge à volonté. Le maïs mélangé au lait écrémé vaut mieux que mélangé avec tout autre aliment. Le maïs, les fèves, seuls ou employés ensemble, produisent le lard le plus mou.

Les betteraves peuvent remplacer les pommes de

terre ; il résulte d'expériences faites à la station expérimentale de Copenhague que 4 à 5 kilos de grosses racines riches en eau équivalent à 500 grammes de grain, tandis qu'il suffit de 2 kilos à 2 kilos 500 de betteraves à sucre pour obtenir le même résultat. Le directeur de la station de Copenhague estime que 40 % de la ration journalière peut être avantageusement constitué avec la betterave à sucre et que la graisse produite est aussi ferme que celle obtenue avec les graines et les farines. Les stations d'Ottawa, d'Utha et d'Ohio étaient arrivées aux mêmes conclusions.

Les porcs qui consomment du lait écrémé paraissent avoir une santé plus vigoureuse que ceux nourris exclusivement avec du grain. Les châtaignes cuites, débarrassées de leur écorce brune, contribuent à améliorer la qualité de la viande et à raffermir le lard, ainsi que les glands débarrassés de leur cupule ; leur consommation n'est réellement avantageuse qu'au début de l'engraissement, plus tard on peut en continuer la distribution comme supplément de ration.

Quoiqu'il faille nourrir abondamment, il ne faut pas aller jusqu'à la surcharge de l'estomac ni même jusqu'à la satiété. Des porcs, qui tout en consommant beaucoup, mais qui n'éprouvent pas la moindre fatigue après le repas, dont les digestions ne sont pas pénibles, produisent jusqu'à 12 % de plus que ceux qui sont repus et éprouvent des sensations de lourdeur de l'estomac, caractérisées par une dypsnée plus ou moins forte, un état congestif passager.

On sera surpris de ne pas trouver dans cet ouvrage, non seulement les fourrages qui conviennent le mieux pour l'engraissement, mais aussi les mélanges à faire. Ceux qui lisent les traités sur l'alimentation aimeraient trouver des modèles de rations dont ils pourraient faire application. Répondre à ce désir serait mettre en œuvre un empirisme dangereux au point de vue économique. Un excellent mélange pour un engraisseur peut ne pas avoir les mêmes avantages pour un autre. Il peut ne pas être difficile de formuler une ration, et même d'en formuler une autre équivalente ayant la même valeur physiologique ; mais, si partout on ne peut pas l'obtenir à un prix qui rendra son emploi avantageux pour le nourrisseur, cette ration perdra sa valeur pratique. Le mieux est de prendre en considération le prix des différentes denrées sur le marché le plus rapproché et de déterminer les espèces de grains de tourteaux ou mélanges à employer conjointement avec le foin et les racines pour diriger l'opération avec le moins de frais possible. En faisant le choix d'un fourrage, il ne faut cependant pas penser que le mieux consiste à acheter le meilleur marché. Par exemple, si on offre deux tourteaux, un tourteau de lin et un de ces tourteaux complexes qu'on rencontre malheureusement trop souvent, ayant la même composition chimique, c'est souvent une erreur de prendre celui qui est au plus bas prix. Si les tourteaux offerts étaient de même espèce, mais de marque différente, ayant la même composition et se trouvant dans de bonnes conditions de conservation, alors il y aurait une raison pour choisir le moins cher. Mais de ce que l'analyse d'un tourteau composé est identique à celle d'un tourteau de lin, et en conclure que tous les deux ont la même valeur alimentaire, c'est commettre une erreur grave, préjudiciable. Qu'on fasse une expérience pratique, qu'on nourrisse un bœuf avec un certain poids de tourteau de lin et un autre, ayant les mêmes aptitudes individuelles, avec une égale quantité de tourteau composé de même teneur en principes immédiats, on verra que, dans la plupart des cas, l'animal nourri avec le tourteau de lin sera le premier prêt pour la boucherie et donnera la viande de meilleure qualité, parce que les constituants de celui-ci ont une plus grande valeur alimentaire que les mélanges du tourteau composé ; naturellement, il peut y avoir des exceptions. Il ne faudrait cependant pas supposer que les analyses ne sont pas utiles et même nécessaires ; mais ce qu'il faut retenir, c'est que pour deux fourrages ayant la même composition l'analyse chimique n'est pas un guide certain d'appréciation.

Les comparaisons ne peuvent être faites qu'entre aliments de même nature et de même origine. On ne peut que poser des principes généraux sur l'alimentation ; on ne peut poser aucune règle ferme, rigoureuse, et pratiquement aucune ne peut être strictement suivie. Il est vrai néanmoins que l'homme qui est doué d'un bon jugement, basé sur des principes scientifiques qu'il a su acquérir, et qui s'efforce de mettre ses connaissances en pratique, sera plus sûr du succès que celui qui marche en aveugle.

Par dessus toutes choses, la régularité des heures de repas est indispensable, il ne faut pas que les animaux s'impatientent. Tous les restes doivent être enlevés. La capacité de consommation de chaque animal doit être parfaitement connue du panseur.

Les différentes préparations à faire subir aux aliments doivent avoir pour but de rendre les principes immédiats plus solubles ; mais, dans tous les cas, il faut éviter que la déglutition se fasse trop goulument, les mélanges devront donc toujours être faits de manière à assurer une parfaite mastication et, partant, une bonne insalivation. Le matin, avant le premier repas, on peut admettre que l'estomac est vide et que l'appétit est plus vif, aussi peut-on distribuer de la paille hachée arrosée avec de la mélasse diluée, de la soupe de lin, à laquelle on ajoute la ration de farine, après avoir laissé macérer le tout pendant la nuit. On distribue ensuite les racines, puis le foin qui, bien mastiqué, entraînera avec lui un nouvel apport de salive dans l'estomac. C'est pendant ce premier repas qu'on fera le pansage, les portes seront ensuite fermées et les animaux seront laissés sans être dérangés jusqu'au prochain repas.

Nous dirons un mot sur quelques aliments concentrés qui conviennent pour l'engraissement. La graine de lin n'est pas assez appréciée en France, c'est cependant ce qu'on pourrait appeler l'ancre de salut du nourrisseur, c'est un aliment indispensable que les éleveurs et les nourrisseurs devraient mieux connaître. Pour la faire consommer, il est nécessaire qu'elle soit bouillie ou moulue, car, à l'état naturel, un grand nombre de grains traversent le tube digestif sans avoir été digérés. A cause de ses propriétés laxatives, on doit l'employer avec modération et mélangée avec des fourrages secs. Pour la faire moudre, il est bon d'y ajouter de la paille hachée ou des balles, afin d'éviter l'engorgement des meules ; ces substances, en absorbant une partie de l'huile, acquièrent ainsi une plus grande valeur alimentaire. Il ne faut pas abuser de la graine bouillie, car elle provoque surtout sur les animaux jeunes un développement exagéré de l'abdomen. Avant de faire bouillir la graine de lin, il est sage de la laisser tremper quelques heures dans l'eau froide ; pendant l'ébullition il faut la surveiller, afin d'empêcher qu'elle se prenne au fond du récipient ; le meilleur moyen d'éviter cet inconvénient, c'est de jeter la graine dans l'eau bouillante, de la laisser sur le feu pendant vingt-cinq minutes en ayant soin de remuer de temps en temps. La farine de lin employée concurremment avec la farine de fèves, de pois, d'orge, le tourteau de coton, constitue un mélange très sain et très nutritif ; elle est surtout très utile dans la dernière période de l'engraissement des bovidés ; mais elle doit être exclue pour l'engraissement du porc, ainsi que tous les tourteaux, exception faite pour le tourteau d'arachide et de coco : ce dernier convient parfaitement.

Le tourteau de lin, le plus populaire de tous, est plus économique que la graine et la farine ; il est beaucoup moins laxatif, convient aux animaux de tout âge, étant également apte à forcer la croissance des jeunes qu'à pousser à la formation de la viande et de la graisse. Etant très riche en matières albuminoïdes, il peut être mélangé avec d'autres fourrages moins azotés, tel que le maïs ; il s'allie très bien avec le tourteau de coton dont il corrige les propriétés astringentes.

Il y a deux sortes de tourteau de coton : le tourteau décortiqué, originaire d'Amérique, et le tourteau de coton non décortiqué, qui nous vient d'Egypte ; le premier est sans conteste bien supérieur au second, il est composé exclusivement de l'amande de la graine de coton, est très riche en principes albuminoïdes ; mais aucune des deux variétés ne convient pour les très jeunes animaux parce qu'elles ne sont pas d'une assez facile digestion, tandis que pour les adultes le tourteau d'Amérique est presque l'équivalent du tourteau de lin pour l'engraissement, quoique cependant nous considérons que ce dernier conserve encore une supériorité marquée.

Le tourteau de coton non décortiqué est généralement très grossier, la grande quantité de coques qu'il contient est dangereuse pour le bétail qui le consomme si on n'en surveille pas l'emploi ; en s'accumulant dans l'estomac, elles peuvent occasionner des inflammations graves ; il contient 50 % de moins de matières azotées que celui provenant de graines décortiquées et plus du double de matières hydro-carbonées. Ces tourteaux doivent toujours être servis dans un très grand état de division, à cause de leur dureté, et même autant que possible il faudrait, ainsi divisés, les laisser exposés à l'air pendant deux ou trois jours avant de les faire consommer ; ils s'imprégneraient d'humidité, se ramolliraient et seraient d'une plus facile digestion, à moins qu'on ne préférât les faire tremper. Tout tourteau de coton est un excellent préventif contre la diarrhée, c'est une nourriture astringente qui convient pour être mélangée avec des aliments laxatifs. Cependant on ne devra jamais les faire consommer par les jeunes veaux, même lorsqu'ils auront la diarrhée, car ils pourraient causer des inflammations suraiguës généralement suivies de mort.

Malgré que, par sa composition, le tourteau de colza puisse être considéré comme un aliment d'une grande valeur, il n'est guère prudent de l'employer, il contient une huile particulière fort dangereuse qu'il est difficile d'extraire complètement. Du reste beaucoup d'animaux ne l'acceptent qu'avec difficulté à cause de sa saveur amère. Il doit être consommé presque immédiatement après la fabrication, car il n'est pas d'une longue conservation. Il convient mieux aux animaux adultes qu'aux jeunes, auxquels on doit le donner avec modération et de préférence mélangé avec d'autres aliments. Quoiqu'il ne soit jamais très savoureux, on peut l'améliorer en l'ébouillantant, ce qui rend son emploi moins dangereux. Le meilleur moyen d'encourager les animaux à le manger, c'est de le mélanger avec de la paille hachée en augmentant graduellement la dose jusqu'à ce qu'on soit arrivé à la quantité voulue.

Le tourteau d'arachides est de tous celui auquel nous

donnons la préférence après le tourteau de lin ; sa grande digestibilité, sa saveur agréable, sa richesse en acide phosphorique en font un aliment de premier ordre. Le tourteau de coco ou cophra, riche en matières grasses qui rancissent rapidement et lui donnent une saveur âcre, est d'une valeur sur le marché qui ne correspond pas avec sa teneur en principes albuminoïdes. Le tourteau de noix aujourd'hui presque disparu est d'une conservation difficile, les tourteaux de maïs et de soleil qu'on trouve encore dans le commerce doivent être appréciés d'après leur teneur en matières azotées, il faut les acheter avec garantie d'analyse.

L'emploi des grains, des céréales peut quelquefois être rendu avantageux par les bas prix du marché ; les grains avariés, les queues, ne sauraient trouver un meilleur emploi. Le froment que nous avons rejeté comme aliment de travail est à sa place pour la production de la viande. 88 gr. 703 de gluten sont nécessaires pour la production de la matière azotée animale correspondant à un kilogramme d'augmentation de poids vivant ; si nous admettons qu'en moyenne le froment contient 11,3 % de matières protéiques digestibles, 1,6 de matières grasses et 64,9 de matières hydro-carbonées, il en faudra en chiffres ronds 785 gr., pour une augmentation de poids de 1 kilogramme, qui donneront en même temps 410 gr. 949 de matière grasse, ou l'équivalent ; il n'en manquera donc plus que 251 gr. 051 qui devront être fournis par la ration de dépense individuelle, calculée comme nous l'avons indiqué ; la ration de froment ne reviendrait donc qu'à 0 fr. 24 ou 0 fr. 25. Ce grain d'une mastication difficile doit être écrasé ou moulu et mélangé avec les racines et les fourrages hachés. La cuisson n'offre aucun avantage.

Les fèves, les pois riches en protéine et donnant de

la viande de première qualité s'allient parfaitement avec le maïs plus riche en matières hydro-carbonées.

Comme condiment, le sel de cuisine sera dosé avec modération, car pris en trop grande quantité il contrarie l'assimilation des matières azotées et augmente l'excrétion de l'urée ; 25 à 30 grammes par jour sont suffisants pour les grands animaux, et 1 à 2 grammes pour le mouton.

Lorsque les animaux soumis à l'engraissement ont l'appareil digestif fatigué, on se trouve bien de leur faire prendre 16 grammes de poudre de gentiane avec 1 gramme de poudre de noix vomique ; ce mélange constitue le meilleur excitant de l'appétit. Nous ne voyons pas la nécessité de passer en revue les autres substances alimentaires dont l'emploi est surtout réglé par les mercuriales. Dans la première partie nous avons résumé tout ce qui concerne les différentes catégories.

XI

Production du lait.

La production du lait prend chaque jour une plus grande importance. L'insuffisance des données que nous possédons pour régler une ration économique] se fait de plus en plus sentir. Nous n'avons pas la prétention de dire le dernier mot sur ce sujet, mais nous avons la ferme conviction que le terrain sur lequel nous nous sommes placé est de nature à appeler l'attention des physiologistes.

Le lait est une humeur excrémentitielle sécrétée par la mamelle, le mécanisme de cette sécrétion est encore inconnu ; quelle que soit la théorie à laquelle on s'arrête, le résultat final est toujours le même, production de trois substances essentielles : la matière grasse, la matière azotée ou caséine et le sucre. Ce sont là les seuls éléments que nous ayons à considérer. Il est probable, disent certains auteurs, et pour nous il est certain que les matériaux qui composent la matière grasse sont produits de toutes pièces et non extraits du sang, quoiqu'on puisse rencontrer dans cette humeur quelques-uns d'entre eux. L'origine des principes du lait a été et est encore souvent discutée ; les expériences de Sübottin, de Kimmerick, de Playfair, etc., ne suffisent pas pour démontrer que la matière grasse provient exclusivement du dédoublement, du métabolisme de la matière azotée, soit que cette matière azotée soit empruntée à l'organisme, soit qu'elle provienne directement des aliments. Tout le sucre du lait non plus ne vient pas des hydrates de carbone.

La caséine présente la composition élémentaire et les propriétés générales des albuminoïdes ; elle ne peut provenir que des matières protéïques des fourrages. Pour quelques-uns le lait contiendrait aussi des quantités peu importantes d'albuminoïdes autres que la caséine, pour d'autres la caséine serait sans mélange et serait un individu chimique parfaitement défini. La lacto-protéïne ou caséine n'est pas une espèce chimique définie, et n'est pas non plus caractéristique du lait ; c'est plutôt une sorte de caséine soluble, comme du reste l'a démontré Duclaux.

La composition centésimale du lait est extrêmement variable ; les analyses de Boussingault et Lebel, de Lyon et Playfair, de Filhol et Joly, de Poggiale, de Chevalier et Henry de Gorup-Besannez, etc., donnent toutes des résultats différents. Chez un même animal, à des intervalles assez rapprochés, on obtient du lait présentant des écarts brusques et même assez importants. Il arrive même que sans cause apparente il y a subitement un abaissement dans les proportions de matières grasses, qui peut se maintenir pendant quelque temps et faire croire à une addition d'eau. Aussi nous disons que pour bien apprécier un lait, pour être sûr du jugement à porter, il faut que l'échantillon soit prélevé au moment de la traite, c'est-à-dire sur la vache elle-même. Les fraudes sont fréquentes, beaucoup trop ; mais combien de laitiers ont été poursuivis et condamnés indûment ! Notre législation est incomplète sur ce point parce qu'elle ne précise pas, qu'elle ne donne pas l'étalon d'un lait marchand. Il est des laits qui, sans adultération aucune, ne conviennent pas pour la consommation et, à défaut de conventions légales, toute poursuite devient injuste dans ce cas, lorsqu'il n'a pas été établi de comparaison entre le lait suspect et celui pris directement à la vache.

La proportion de caséine peut varier de 3 à 5,75 %, celle du beurre de 2,75 à 5,10 %, celle du sucre de 3 à 6 %. Ces variations sont autant dues aux aptitudes individuelles du sujet qu'aux conditions extérieures, lorsque les animaux sont à l'état de santé parfaite. Fleischman, qui a analysé deux cents échantillons de lait de vaches de races différentes, donne la composition moyenne suivante : eau 87,85 %, graisse 3,60, caséine et albumine 3,60 %, sucre de lait 4,6 %. Autant d'animaux, autant de laits différents ; une même vache jerseyaise, du 9 avril 1897 au 26 du même mois donna du lait dont la teneur en matière grasse oscilla entre 5,79 % et 5, toutes conditions restant les mêmes, le sucre de lait varia de 5,55 et 5,22, la caséine alla de 3,47 à 3,61. Du 19 avril 1897 au 5 juillet, le plus grand écart fut pour le sucre de lait de 5,01 le 3 juillet, pour 5,55 le 21 avril ; la matière grasse tomba à 4,82 le 29 juin et de 6,24 le 1er mai retomba le lendemain à 4,61. Le minimum de caséine, 3,47 %, fut obtenu le 21 avril et le maximum, 4,31, le 30 juin alors que le 28 le rendement n'était que de 4,01 %. Les variations sont donc fréquentes et soumises à des causes jusqu'ici inconnues.

La vache laitière est une machine à transformation et comme toute machine industrielle, les produits qu'elle fabrique sont en raison du perfectionnement de cette machine, toutes choses étant égales d'ailleurs. De là, la nécessité de faire une sélection dans le troupeau laitier pour ne conserver que des sujets à hauts rendements, ne présentant que le minimum de variations dans leurs manifestations industrielles.

On a très souvent attribué une importance capitale à la nature de l'alimentation, confondant ainsi les aliments proprement dits avec la ration consommée. Il est évident que, si à une bonne machine, à une machine irréprochable on ne donne que des matières premières de qualité inférieure ou une quantité insuffisante de ces matières, seraient-elles de qualité extra, on n'aura jamais les rendements maximum dont cette machine est capable. La machine ne crée rien : par l'équilibre parfait de ses différents organes elle est à même de tirer le meilleur parti possible des matériaux qu'elle doit transformer ; mais elle n'exerce aucune action directe sur ces matériaux. Il en est de même des vaches laitières qui tiennent leur puissance économique de leur valeur spécifique individuelle et si dans la pratique, comme dans certaines expériences, il semble qu'on soit arrivé à mettre en relief la supériorité de tel aliment sur tel ou tel autre, cela tient à ce que la ration avec laquelle on établissait la comparaison était insuffisante quant à sa teneur en principes immédiats, ou qu'elle était mal équilibrée. Mais lorsqu'on conserve à la ration sa même valeur alimentaire, c'est-à-dire son même rendement en glycose, tout en maintenant les matières azotées à un niveau correspondant au maximum de caséine qui peut être obtenu, aucun changement ne survient dans les proportions des principes constituants du lait, pour une même période de la lactation. Nous avons reconnu que les matières grasses des aliments étaient directement assimilables ; mais elles n'ont aucune influence sur la proportion de matière grasse contenue dans le lait. Une ration bien balancée, d'après les principes déjà posés, ne contenant pas de matière grasse, donnera les mêmes résultats qu'une autre qui en contiendra. En un mot, tous les principes immédiats des fourrages contribuent à la production de la matière grasse du lait et à celle des hydrates de carbone ; aucun ne jouit de facultés spéciales, spécifiques. Nous aurons à nous occuper plus tard de la qualité des produits.

De ce qui précède on peut se rendre compte des difficultés qu'on a à surmonter pour faire un bon rationnement pour la production du lait. Il serait indispensable de connaître exactement la capacité laitière et beurrière de chaque sujet, et chacun d'eux devrait recevoir la ration qui lui convient. Ce serait là un moyen peu pratique dans un troupeau. Il suffit de connaître le rendement moyen de tout le troupeau pour régler une ration convenable, ce qu'on perd d'un côté on le gagne de l'autre.

Nous avons vu que pour l'engraissement les produits du dédoublement des albuminoïdes se reconstituent immédiatement pour former les principes azotés du corps de l'animal ; il ne saurait y avoir d'exception à cette règle, la caséine est le résultat de la synthèse des produits cristallisables résultant du métabolisme de la substance protéïque. (Voir pages 163 et 164.)

$$
\begin{array}{lr}
9\ C^{6}H^{13}AZO^{2} = & 1179 \\
C^{9}H^{11}AZO^{3} & 181 \\
C^{3}H^{7}AZO^{2} & 89 \\
2\ C^{2}H^{5}AZO^{2} & 150 \\
CH^{4}AZ^{3} & 58 \\
C^{4}H^{7}AZO^{4} & 133 \\
C^{5}H^{9}AZO^{4} & 147 \\
23\ 1/2\ O & 376 \\
\hline
 & 2313
\end{array}
\qquad
\begin{array}{lr}
2\ C^{36}H^{57}AZ^{9}O^{11}\ \text{caséine} = & 1582 \\
24\ 1/2\ H^{2}O & 441 \\
6\ CO^{3} & 264 \\
C^{2}H^{2} & 26 \\
\hline
 & 2313
\end{array}
$$

Nous pouvons donc écrire :

$$
\begin{array}{lr}
5\ C^{72}H^{112}O^{22}AZ^{18}S = & 8060 \\
+\ 53\ 1/2\ H^{2}O & 963 \\
+\ 26,\ O & 416 \\
\hline
 & 9439
\end{array}
\qquad
\begin{array}{lr}
3\ C^{36}H^{57}AZ^{9}O^{11} = & 2373 \\
31\ 1/2\ COAZ^{2}H^{4} & 1890 \\
2\ C^{54}H^{104}O^{6} & 1696 \\
C^{57}H^{104}O^{6} & 884 \\
2\ C^{12}H^{14}O^{12} & 720 \\
31\ 1/2\ CO^{2} & 1836 \\
5\ SO^{4}H^{2} & 490 \\
\hline
 & 9439
\end{array}
$$

Nous savons, d'après un théorème de thermochimie, que, lorsqu'un principe se dédouble en deux autres substances ou un plus grand nombre, la chaleur dégagée ou absorbée est égale à la différence entre la chaleur de formation des produits et celle du principe initial.

La chaleur totale de formation des produits résultant du dédoublement de la matière albuminoïde est de 10633,9995 calories ; la chaleur de formation de cinq molécules de fibrine végétale n'est que de 7818,2 calories.

Nous n'avons pas ici, comme pour la formation de la viande, à tenir compte de la chaleur de formation des principes immédiats des fourrages ; la chaleur de

formation des différents principes protéïques est tellement voisine de celle de la caséine qu'elle est négligeable dans la pratique. La chaleur de formation des
matières grasses, quelles qu'elles soient, est pour
ainsi dire constante, on peut donc tirer de l'équation
ci-contre que 1 gramme d'albumine donne 0 gr. 32
de matière grasse du lait et 0,0893 de sucre.
Pour que le dédoublement de la matière protéïque
puisse se faire dans de bonnes conditions, il est nécessaire que la ration contienne un minimum de 0 gr. 1194
d'eau par gramme de matière protéïque de cette ration.

Les laits riches en lacto-protéïne, c'est-à-dire en
caséine soluble, proviennent d'une alimentation trop
aqueuse. Cela n'a d'importance que pour la fabrication
des fromages ; car un excès d'eau semble être sans
influence sur le rendement total de la matière grasse,
eu égard aux aptitudes individuelles du sujet. Il ne
faut pas trop compter sur l'eau des boissons, et
lorsqu'on fera consommer des grains ou des farines, il
sera d'une bonne pratique de les saturer d'eau par un
trempage préalable.

L'équation fait ressortir un fait qui, jusqu'ici, semble
être resté inaperçu, ou du moins auquel on n'avait pas
prêté une attention suffisante. Lorsqu'on veut établir
une ration pour la production du lait, on se reporte
actuellement aux normes des Allemands ; on ne voit
que les produits à obtenir, sans se préoccuper du
travail nécessaire pour *manufacturer* ces produits. La
mamelle est une sorte d'usine annexe qui fonctionne
par intermittence et qui, pendant la période de travail,
consomme une somme d'énergie considérable. Du reste,
il n'est pas douteux que le travail des glandes comporte la production locale d'un excès de chaleur lié à
un excès corrélatif des combustions. Si donc on ne
tient compte que des principes immédiats qui doivent

être contenus dans le lait par rapport à ceux contenus dans les fourrages consommés, ou commet une erreur en moins préjudiciable à l'entreprise et à la santé, ou tout au moins à l'avenir des animaux. On peut bien obtenir un rendement en matières grasses relativement élevé eu égard aux aliments consommés, mais c'est au détriment de l'état général de l'animal. C'est ainsi qu'on dit, lorsqu'une laitière est fatiguée par la lactation, qu'elle s'en va toute en lait. C'est là une expression vulgaire qui signifie réellement que, les matières énergitiques consommées étant insuffisantes, l'animal emprunte à ses propres réserves l'énergie qu'il ne trouve pas dans les aliments venant de l'extérieur. Ce serait donc à tort aussi qu'on ferait reposer le rationnement d'une vache laitière exclusivement sur le coefficient oxygéné normal. Nous avons cherché longtemps, et nous avons éprouvé les plus grandes difficultés pour évaluer la somme d'énergie consommée par la mamelle en activité. Au point de vue pratique, il était indispensable d'établir une relation avec un des éléments du lait facile à mesurer ; nous avons donc pris la matière grasse pour terme de comparaison, et encore cette relation ne saurait être stable. On peut être trompé par les aptitudes individuelles, car le rapport des matières grasses provenant des matières protéïques à celui de celles provenant des matières hydro carbonées n'est pas constant ; il est des sujets qui *travaillent* une plus grande somme de matières ternaires que d'autres, tout en extrayant, si on peut s'exprimer ainsi, toute la matière grasse que peut donner la protéïne. On peut cependant évaluer de 14 calories 7694 à 18 calories 8714 la somme d'énergie dépensée pour la production d'un gramme de matière grasse, ce qui se traduit par une consommation de plus de 3 litres 076 à 3 litres 93 d'O ; le coefficient moyen, 3,75, répond à la majorité des cas, et c'est celui auquel nous nous sommes arrêté.

Pour l'intelligence de l'analyse que nous allons faire de quelques rations, il est nécessaire de rappeler que le coefficient moyen d'oxygène est pour les bovins, de 5 litres 28 ; que 0 lit. 746 d'oxygène sont nécessaires pour brûler un gramme de glycose, et que 1 kilogramme de glycose ne donne que 3 % de matière grasse.

Si les bases que nous posons sont exactes, elles doivent être applicables à toutes les rations bien comprises, et qui ont été établies en vue d'une expérience où les analyses ont été régulièrement faites. Nous prendrons nos exemples dans les rations qui ont servi à MM. Jenter et Fuller, de la station de Geneva (E. U.), pour essayer de déterminer l'origine des matières grasses du lait. Tous les rendements sont donnés en grammes, seuls les poids des animaux sont indiqués en livres de 453 gr. 6.

1° Vache jerseyaise, résultat des analyses du 19 au 26 avril 1897 :

Recettes.

Protéïne totale : 5397,84.

Hydrates de carbone : 34577,928.

Matières grasses : 1397,088.

Poids initial : 393 kil. 7248.

Poids final : 389 kilogr. 188.

Consommation d'oxygène : 14552,069.

Rendement total de la ration en glycose : 39420,5835.

Production et dépenses.

m. g. 3046,3 dont

1727,3 de la protéïne

1319,0 des hydrates de carbone　　=　3564,85　glycose.

Sucre 3251,453 dont

482,027 de la protéïne

et 2769,426 des hydrates de carbone = 2796,426 glycose.

A reporter.....　6361,276 glycose.

Report.......... 6361,276 glycose.

Consommation normale .... 19506,79 glycose.

Energie consommée......... ... . 15313,17 glycose.

Total 41181,236

Il y a donc dans la ration un déficit de 1,760 gr. 4165 de glycose, équivalant à 651 gr. 3541 de m. g. qui ont dû être pris dans l'organisme et qui représentent, d'après le rendement en glycose, 1,096 gr. 981 d'énergitique qui auraient suffi. Ce qui explique la diminution de poids.

2° La même vache, du 3 mai au 11 mai 1897 :

Consommation.

Protéine : 5152,896.

MNA : 40061,952.

m. g. : 181,44.

Poids initial : 393 kilogr. 271.

Poids final : 394 kilogr. 632.

Consommation en O : 16611,768.

Rendement en glycose : 43358,7161.

Dépenses et production.

Consommation individuelle .... 22265,374 glycose.

m. g. 2676,7   dont

1648,927 de la protéine

et 1027,773 des hydrates de carbone, soit........ 2777,764 glycose.

Sucre 459,153 de la protéine

et 2401,094 du glycose   2401,094

2860,247

Energie consommée 13440,35

Total 40884,382

La ration contient donc 2,474 gr. 341 de glycose de plus qu'il n'en serait nécessaire pour la production du lait. Si les bases que nous posons sont exactes. il faut que notre théorie de la formation de la viande trouve ici son application. Pendant cette période, l'animal a augmenté de 1 kilogr. 361 ; d'après le tableau d'accroissement à l'engraissement, il y aurait eu fixation de 104 gr. 797 de matière azotée animale, qui ont nécessité 123 gr. 995 de protéïne végétale, il ne reste donc plus pour la production du lait que 5028,901 de matières azotées, qui donneront 1609,248 de *m. g.* du lait et 1067,452 proviendront des hydrates de carbone ou de 2,885 gr. de glycose. La protéïne ne donnera plus que 449,0801 de sucre, la différence, 2411,166, sera due à un poids égal de glycose. Mais l'augmentation de poids a eu pour conséquence la fixation de 900,982 de graisse, dont 16,199 viennent de la protéïne fixée et 884,783 de 2391 de glycose. La consommation totale de glycose est donc de 43392,890. Il n'y a plus qu'une différence de 34 gr. 174.

3° Du 30 janvier au 7 février 1991, une vache shorthon servit aux mêmes recherches, et nous donnons cet exemple pour faire comprendre que la durée des observations est quelquefois trop courte pour tirer une conclusion.

Recettes.

MA : 8161,3.
MNA : 53358,2.
m. g. : 180,3.
Poids : 544 kilogr. 31.
O consommé : 20117,6976.
Rendement en glycose : 57650,348

Dépenses et production.

Glycose.

Dépense individuelle 26967,4

m. g. 4003,4   dont
       2611,616   de la protéine

et   1391,784 de MNA ou de............. 3761,57

sucre de lait 5815,3585 dont
             728,805   de la protéine

             5086,5535 de MNA ou de...... 5086,5535

Énergie consommée....................... 20124,32

55939,8435

Il y a donc entre la consommation totale et le rendement des substances non azotées de la ration une différence de 1710,505 de glycose, équivalant à 632 gr. environ de matière grasse qui aurait été fixée. On ne peut guère tabler sur d'aussi faibles augmentations de poids qui ne sont pas toujours sensibles à la bascule. Mais si nous prenons le même animal pendant toute la période du 30 janvier au 16 février, comprenant 17 jours, pendant laquelle il a reçu la même ration, nous avons alors :

Recettes.

MA : 19823,3.

MNA : 129584,2.

m. g. : 437,869.

Poids initial : 544,3.

O consommé : 48,837 litres 2658.

Rendement en glycose : 140007,974.

Production et dépenses.

	Glycose.
Consommation individuelle.................	65492,30

m. g. du lait   9388   dont
6343,4   de MA

et   3044,6   de MNA ou........... | 8228,64

sucre de lait 13389,755   dont
1770,220   de MA

et   11619,535   de MNA ou....... | 11619,535

Energie pour la production du lait........... | 47191,68

132532,155

Il y a donc 7475,819 de glycose en faveur de la ration qui sont susceptibles de produire 2756 gr. 053 de matière grasse correspondant à une augmentation de poids de 4 kilogr. 178. Cette vache avait augmenté de 1 kilogr. 564 et par conséquent avait fixé 1,035 gr. 368 de matière grasse. Il reste donc 1,730 gr. 685 de matière grasse dont nous ne trouvons pas l'emploi, soit 100 grammes par jour ou 270 grammes de glycose. Cette erreur se trouve bien dans les limites acceptables.

4° Vache jerseyaise, du 30 janvier au 27 février 1901 :

Recettes.

MA : 22580.
MNA : 169247,96.
m. g. : 8131,48.
Poids initial : 397 kilogr. 70.
Consommation d'O : 58796,024
Rendement en glycose : 195032.239.

Production et dépenses.

		Glycose.
Consommation individuelle........		78949,21
m. g. du lait 13811 dont		
7225,6 de MA		
et 6585,4 de MNA ou.............		17798,37
sucre de lait 15246,926 dont		
2016,394 de MA		
et 13230,532 de MNA ou		13230,532
Energie pour la production du lait..........		69425,26
		179403,372

Il y a donc en faveur de la ration une différence de
15628,867 de glycose, correspondant à 5,782 gr. 680 de
matière grasse. Pendant cette période, cette vache
augmenta de 18 livres anglaises ou de 8 kil. 1648 ;
elle dut donc fixer 5,405 gr. 976 de matière grasse. Il
nous reste donc 377 gr. 583 de matière grasse de la
ration ou l'équivalent en glycose, dont nous n'avons
pas l'emploi. Mais l'augmentation de poids correspond
à la fixation de 628,5796 de matière azotée animale qui
nécessitent 743,902 de matière azotée végétale, il n'en
reste donc plus que 21836,098 pour la production du
lait qui donneront 6987,55 de matière grasse au lieu
de 7225,6 et 6823,45 dériveront de 18441,76 de glycose.
1949,963 de sucre seront produits par la matière protéïque de la ration, et 13296,963 par un poids égal de
glycose. La dépense totale sera donc de 180113,193, et
l'excédent de 118 gr. 771 de matière grasse fixée ou
supposée telle Ce chiffre n'est-il pas dans les limites
des erreurs probables et possibles de l'analyse ? Ne
peut-il pas aussi être la conséquence des différences
d'aptitudes individuelles ?

Nous admettons que l'augmentation de poids de l'animal est toujours suivi de la fixation d'une certaine proportion de matière azotée animale, car l'engraissement adipeux proprement dit n'a lieu que dans les derniers stades de l'opération. Mais admettons que nous n'ayons eu dans tous ces cas que fixation de matière grasse ; dans aucun la matière grasse de la ration n'aurait suffi pour justifier l'augmentation de poids et la consommation en glycose aurait été plus élevée encore, car 1 kilogramme ne donne que 370 de $m.g.$ La répartition de l'utilisation de la matière hydro-carbonée ne serait pas modifiée quand même. Dire que pour 1,000 kilogrammes de poids vivant il faut pour une laitière en activité une somme de principes azotés et ternaires déterminée à l'avance, c'est nier les aptitudes individuelles et admettre l'uniformité dans la composition du liquide sécrété par la mamelle. Jordan et Jenter ont conclu de leurs expériences de 1897, expériences confirmées en 1901 avec la collaboration de Fuller, que le lait sécrété tandis que les principes gras étaient extraits de la ration eut la même composition que celui sécrété alors que les animaux recevaient une ration normale. Il y eut pendant quelques jours, disent-ils, une diminution dans la proportion des matières solides du lait, mais, au bout de très peu de temps, le lait devint aussi riche qu'avant. Ils considèrent la protéïne des aliments comme ayant seulement des propriétés stimulantes pour les fonctions de la mamelle.

Pour nous, les matières grasses du lait dérivent à la fois des matières azotées et des matières hydro-carbonées. Les premières n'entraînent aucune modification dans la composition générale du lait, il y a intérêt pour le nourrisseur à se rendre compte des avantages qu'il peut avoir à donner des rations plus ou moins riches en matière azotée, c'est-à-dire à connaître si le supplément relativement faible de matière grasse contenue dans le lait compensera la plus-value des aliments consommés. Il est incontestable que l'état physiologique, comme l'état de santé du sujet, a une influence sur la qualité et sur la quantité des produits. Une laitière dans le marasme ne sera pas comparable à une autre de même race ayant les mêmes qualités individuelles qui se trouvera en meilleur état ; la condition la meilleure dans laquelle on puisse se placer, c'est d'obtenir un équilibre de nutrition azotée, correspondant à 1 de matière protéïque pour 6 ou 6,5 de matières hydro-carbonées. C'est dans cette entreprise de la production du lait qu'il faut s'efforcer d'obtenir un équilibre stable de nutrition, sans augmentation ni diminution de poids, surtout pendant la période de grande lactation, à mesure que les rendements diminuent. On pourra, si on le désire, obtenir un équilibre azoté plus élevé afin de préparer l'animal à la vente ; mais, nous le répétons, pendant toute la période de la lactation abondante, il faut s'efforcer d'obtenir la constance du poids.

Il est difficile, pour ne pas dire impossible, de formuler une règle pour calculer une ration laitière, les proportions de matières grasses provenant des matières azotées n'étant pas constantes et variant même avec chaque sujet, selon les rations. Le mieux est de vérifier la ration qu'on croit justifiée par l'expérience, en la décomposant comme nous l'avons fait ; après avoir bien dosé la matière grasse du lait, dosage qui devrait être une moyenne de quatre à cinq jours, on établira approximativement la teneur en sucre en admettant qu'il en existe 5 °/₀ en poids, ou bien en établissant un rapport d'après les moyennes de Fleischman, $\frac{3,6}{4,6}$ %, le numérateur représentant la matière grasse et le dénominateur le sucre. S'il est permis d'avoir une analyse complète de laboratoire, on aura de plus sérieuses garanties et le rationnement ne sera que meilleur.

Avec le public, la plupart des chimistes agricoles admettent que le pourcentage de la matière grasse peut être altéré en changeant la ration. Quelques-unes des expériences les plus récentes, notamment celles faites en Connecticut, à la station expérimentale de Stows, de 1892 à 1905, semblent confirmer cette opinion qu'en augmentant la quantité de protéïne dans la ration on augmente la quantité de matières grasses du lait. De semblables observations ont été faites dans d'autres stations américaines, et le Dr Crowther, de Leeds, a tiré les mêmes conclusions. Mais aucun de ces expérimentateurs n'a tenu compte de l'énergie nécessaire pour la production du lait, et les vaches n'avaient pas été préalablement étalonées pour connaître leur capacité beurrière. Une analyse des expériences les plus importantes qui ont été faites dans les dix dernières années conduit à cette conclusion : que si les animaux sont bien logés, bien surveillés et ont une ration qui les tient en bonne condition, le passage d'une ration à une autre également convenable n'aura qu'un effet peu marqué ou cet effet ne sera pas permanent. Si au contraire les animaux ont une ration insuffisante, que la somme d'énergie nécessaire ne soit pas assurée, que l'aération soit insuffisante ou même que la nourriture soit trop aqueuse, il est certain qu'on modifiera la teneur en matière grasse en modifiant la ration et même en modifiant les conditions d'habitation.

On est peu fixé sur l'action de certains aliments sur la composition de la matière grasse. Le grain de maïs paraît donner un beurre dur peu malléable ; mais, lorsque ce grain est mélangé avec des tourteaux, la quantité d'oléïne contenue dans le beurre semble s'élever ; la betterave donnerait un beurre plus mou que les turneps et les rutabagas ; ces deux dernières racines communiquent une saveur spéciale au beurre que la pasteurisation de la crème peut empêcher de se produire.

Les vaches au pâturage donnent un beurre plus riche en oléïne que lorsqu'elles sont nourries à l'étable. Ce sont là des points encore obscurs qui demandent à mieux être étudiés.

De quelques fourrages pour la production du lait. — Existe-t-il des fourrages ou des aliments capables d'augmenter la production du lait ? — Non. Car il ne faut pas confondre les substances alimentaires avec certaines semences chaudes, ou certaines plantes aromatiques qui jouissent en effet de la propriété d'exciter la sécrétion lactée, dont l'usage ne saurait être prolongé sans inconvénient pour la santé des animaux.

C'est la ration, toutes choses étant égales d'ailleurs, qui est le pivot de l'entreprise. Il est des fourrages qui, par leur composition et leurs propriétés organoleptiques, rendent la ration plus profitable et font que les résultats économiques sont meilleurs.

L'analyse que nous avons faite de quelques rations permet d'observer que le coefficient oxygéné se trouve presque doublé par la dépense d'énergie nécessaire pour la production des principes du lait. On peut s'expliquer ainsi l'importance qu'il y a à observer les règles d'hygiène dictées par l'observation journalière, et dans l'espèce on pourrait presque considérer l'air ambiant comme un complément nécessaire et indispensable de la ration. Les étables doivent donc être largement aérées et tenues à une température convenable par une ventilation bien conduite et au besoin par des arrosages copieux en été. C'est là une des conditions essentielles pour que la ration produise tout son effet. Si une ration établie d'après les règles posées, quelle que soit la nature des fourrages qui la composent, n'a aucune influence sur la composition du lait, il n'en est pas de même quant à la qualité. Il est des aliments dont la saveur fait presque immédiatement sentir ses effets, cela parce que la mamelle est une glande excrémentitielle qui, lorsqu'elle fonctionne, rejette au dehors les produits inutiles pour l'organisme, soit qu'ils proviennent de l'extérieur, soit qu'ils aient pris naissance pendant l'accomplissement de diverses fonctions. C'est du reste sur cette propriété que repose la production des laits médicamenteux, question qui n'est pas de notre domaine.

Une alimentation qui conviendra pour la production du lait de consommation peut être insuffisante pour la production du beurre ; dans le premier cas c'est la quantité de liquide qu'on recherche avec un minimum de richesse compatible avec les règlements qui gèrent la matière, dans le second la richesse doit ou devrait être portée au maximum.

Les matières grasses qui composent le beurre diffèrent les unes des autres par leur point de fusion ; la proportion de chacune peut être influencée par la nature de l'alimentation. De là une plus ou moins grande facilité de baratage et la différence qui existe entre la qualité du beurre de même provenance aux différentes saisons. L'apparence et la saveur du lait sont aussi influencées par certains fourrages trop aqueux. Personne ne se soucie d'acheter un lait pâle bleuâtre ayant une saveur amère ou rappelant celle des choux.

Le foin est trop souvent considéré par le nourrisseur ou le fermier comme une entité et par conséquent comme ayant toujours la même composition et les mêmes propriétés organoleptiques. Il y a foin et foin, comme il y a lait et lait ; deux foins de couleur marchande exempts de moisissures peuvent différer sensiblement si on les considère comme devant entrer dans la ration d'une vache laitière. Il est vrai cependant que l'influence de ce fourrage sur la qualité du lait est bien moins marquée que celle qu'exercent certaines plantes de la famille des crucifères.

Les espèces qui composent le foin ne jouissent pas toutes des mêmes propriétés : les unes sont astringentes, d'autres sont laxatives, d'autres sont dures et insipides, il en est enfin qui sont molles ou appétissantes. La qualité du foin doit être appréciée autant par les caractères des plantes qui le composent que par le traitement qu'il a subi au moment de sa préparation. S'il a été bien traité, le foin où domine la fléole des prés, le vulpin des prés, le ray-grass, la flowe odorante, le fromental, assaisonné de quelques pissenlits et mélangé de plantes légumineuses, peut être considéré comme étant des meilleurs pour la production du lait. Celui qui, au contraire, contient beaucoup de crételle, de dactyle, d'avoine tubéreuse est généralement peu nutritif comme tous les foins composés d'espèces à maturité tardive, ce qui indique qu'ils ont été coupés alors que les meilleures espèces avaient passé fleur.

La température à laquelle le foin a été porté dans la meule pendant la fermentation donne quelquefois du foin aigre ; un changement soudain d'un lot d'un bon foin à lait à une meule fermentée peut causer des troubles intestinaux, l'effet se fait sentir le lendemain par un abaissement dans le rendement.

Généralement le volume de la ration est obtenu avec du foin seul, quelquefois aussi avec un mélange de foin et de paille entière ou hachée ; ce mélange est de rigueur dans les proportions de 2 de foin pour 1 de paille lorsqu'on fait consommer du foin de légumineuses, les raisons en ont été déjà données. L'attention doit aussi se porter sur la paille, qui doit être exempte de moisissures et d'odeur. Nous ne savons trop pourquoi, dans certains milieux, il existe un préjugé contre la paille d'avoine ; c'est certainement une des meilleures, sinon la meilleure, elle est très fourragère, propriété qu'elle doit à ce que habituellement elle est coupée avant la complète maturité de la plante. Les uns lui attribuent les cas d'avortement, d'autres lui reprochent sans raison de faire perdre le lait. Est-ce bien la paille qui est responsable ou son état de conservation ?

Dans les années de disette on a tout intérêt à trouver des substituants du foin. C'est là chose fort difficile, un bon foin ne se remplace jamais. Il est cependant possible de faire entrer la paille dans la ration, en se rappelant toutefois que O'Kellner a démontré qu'elle ne fournissait rien à l'organisme et que c'était à peine si elle se suffisait à elle-même pour les travaux que comporte sa digestion. Elle n'est plus alors qu'un aliment de lest, et, afin de la rendre plus utile, il faut avoir le soin de la hacher et de la faire macérer avec un peu d'eau alcaline ou acidulée avec un filet d'acide chlorhydrique pour la rendre plus digestible. On peut aussi la mélanger avec des farineux ; un bon mélange consiste pour 5 kilogr. de paille à verser dessus 10 à 12 grammes de graine de lin bien bouillie, 2 litres de farine d'avoine ou 1 litre de farine de fèves, 500 gr. de tourteau de lin ; on sale, on brasse bien le tout et on laisse macérer le soir pour le matin, le matin pour le soir. Les balles sont aussi nourrissantes que le foin, c'est à tort que souvent on les brûle ou qu'on les laisse perdre.

On peut aussi arroser la paille avec de l'eau mélassée ; mais aujourd'hui on trouve dans le commerce, sous des noms différents, des substances fourragères bien préparées qui ont peut-être le tort d'être encore d'un prix un peu élevé. Nous n'accordons aucune propriété spéciale au sucre, mais par sa digestion facile, par la rapidité relative avec laquelle il passe à l'état de glycose par simple hydratation, il devient immédiatement une source de production de matière grasse et d'énergie nécessaire pour son élaboration qu'on a pu croire un moment qu'il agissait par lui-même, alors qu'en réalité son action n'est due qu'à la forme assimilable sous laquelle il se présente.

Le Dr O'Kellner a démontré, à la station de Mockern, que la pulpe de paille, préparée par les fabricants de papier, était presque aussi digestible que la mélasse ; il y a là une ressource nouvelle qui, additionnée d'aliments concentrés, pourra être utilisée dans les années de disette pour assurer le volume de la ration. L'amidon ayant le coefficient 100, la mélasse a 97 et la pulpe de paille 96.

Parmi les aliments aqueux, les navets et les choux sont discrédités à cause de la saveur particulière qu'ils communiquent au lait. Leur effet n'est cependant pas constant, il est des moments où ils sont consommés sans qu'on puisse retrouver le moindre indice à la dégustation du lait ; il semble qu'une cause encore indéterminée exerce une certaine influence. Un moyen simple et facile d'éviter que le lait prenne un goût de chou ou de rave, c'est de faire consommer ces fourrages immédiatement après la traite. La pasteurisation de la crème suffit pour rendre le beurre indemne. Les choux fourragers seraient avantageusement remplacés par le chou de Milan à grosses côtes, qui résiste très bien au froid et qui, si on a la précaution d'enlever les feuilles extérieures, n'a aucune action sur la qualité du lait.

Les betteraves sont, avec les carottes, les meilleures racines pour la production du lait ; toutes les qualités alimentaires des premières n'apparaissent que lorsque la consommation est à peu près terminée. Il faudrait, pour en tirer tout le profit, pouvoir les conserver jusque vers le 1er avril, alors elles sont arrivées à l'état de maturité complète, sont débarrassées de leurs nitrates et sont plus riches que jamais en albuminoïdes, tandis qu'une partie de l'amidon s'est transformée en sucre. Les carottes, principalement les variétés blanches, sont supérieures à toutes les racines pour la production du beurre : elles produisent une crème d'un baratage facile ; d'après certains beurriers étrangers, le rendement obtenu en beurre serait de 10 % supérieur à celui qu'on peut obtenir avec toute autre racine.

Parmi les fourrages verts, nous recommandons les pois fourragers, beaucoup trop négligés et qui cependant offrent de grandes ressources et donnent de la qualité au lait et au beurre ; on peut même les transformer en foin.

Les drèches peuvent être comprises parmi les aliments aqueux et conviennent surtout pour la production du lait destiné à la consommation. On leur reproche de produire un lait pauvre ayant une tendance à passer au bleu. C'est là une question de doses, et elles devraient toujours être mélangées avec des aliments concentrés tels que tourteaux d'arachides, de sésame ou farine de fèves ou de pois ; la dose ne doit jamais dépasser 10 à 15 kilogrammes par jour selon la taille de la vache, et leur consommation ne doit être commencée qu'un mois après le vêlage.

ALIMENTS CONCENTRÉS. — Parmi les aliments concentrés qui conviennent pour la production du lait, nous rappellerons les pois, les fèves, réduits en farine, la farine de maïs ; tous ces aliments contribuent à donner de la fermeté au beurre et doivent être servis saturés d'eau, soit qu'on les fasse macérer avec des racines coupées ou mieux écrasées, soit qu'on les laisse tremper pendant une heure ou deux. Les tourteaux d'arachides et de sésame sont ceux auxquels on doit donner la préférence, surtout si on vise à la qualité des produits ; le tourteau de coco ou cophra, qui absorbe une quantité d'eau égale à son propre poids, donne un beurre mou : on retrouve dans le lait, après quelques jours de consommation, une saveur particulière qui n'est pas désagréable, mais qui cependant ne convient pas à tous.

Le tourteau de coton décortiqué a été beaucoup vanté ; mais, s'il convient comme aliment concentré pour le lait à livrer à la consommation, nous pensons qu'il est bon de s'abstenir pour la production du beurre ; dans le premier cas, il contrebalancera utilement les effets des aliments trop laxatifs, son emploi doit même être surveillé afin d'éviter la constipation ; il convient mieux avec le régime vert qu'avec le sec. Le beurre des vaches nourries avec du tourteau de coton donne la réaction de l'huile de coton, il suffit d'une faible quantité pour faire paraître cette réaction ; elle augmente si l'usage du tourteau est prolongé, mais ne dépasse pas une certaine limite et ne croît pas avec la quantité de tourteau ingéré. Les substances réagissantes passent dans le lait en moins de vingt-quatre heures et se retrouvent pendant plusieurs jours après la cessation de l'emploi du tourteau. La réaction varie en intensité suivant les prédispositions de chaque animal. Le beurre provenant des vaches nourries avec le tourteau de coton a une réaction qui se rapporte à celle de la margarine et il est quelquefois impossible de le différencier de celui additionné d'huile de coton.

Les tourteaux de lin qui ne sont pas suffisamment épuisés, comme tous les aliments huileux du reste, donnent un beurre mou. Cela est facile à comprendre. Les matières grasses sont des agents inhibiteurs de la digestion, et principalement de l'estomac ; les matières protéïques et les matières hydro-carbonées sont les premières à être digérées, en dernier lieu viennent les matières grasses. Comme il n'y a pas de consommation de luxe, l'animal n'assimile des matières grasses que la somme qui lui est nécessaire pour combler le déficit résultant de l'assimilation des deux premiers principes immédiats, et l'excédent de matières grasses, saponifiées, divisées à l'infini sont rejetées au dehors par les émonctoires naturels, une partie avec les excréments solides, une partie par l'excrétion mammaire. Ce sont donc les tourteaux les plus épuisés qui doivent avoir la préférence. L'inconvénient ne semble pas aussi grand avec les semences qu'avec les déchets de la fabrication ; dans ces derniers, la matière grasse s'y trouve pour ainsi dire à l'état natif, ou tout au moins à l'état d'extraction, tandis que dans les semences elle est alliée avec la matière protéïque, qui favorise l'émulsion et la transformation en glycose. C'est la raison pour laquelle la graine de lin donnée modérément n'a pas les inconvénients du tourteau.

Nous avons dit un mot sur certains fourrages qui méritaient une mention spéciale, cela ne veut pas dire que nous excluons de l'alimentation des vaches laitières le maïs fourrage par exemple, le son dont les qualités alimentaires nous paraissent aujourd'hui contestables depuis la vulgarisation des cylindres métalliques. L'observation des praticiens leur a montré quels sont les fourrages de culture courante qui sont les plus avantageux pour le milieu dans lequel ils exploitent ; ils devront se rappeler que tout aliment à odeur désagréable, à saveur amère ou piquante peut répercuter ses défauts sur les produits du lait. Il en est de même des eaux de boisson qui doivent être pures, limpides et données à satiété aux animaux laitiers, tout en évitant de trop fortes ingestions à la fois, qui entraîneraient des troubles digestifs.

TABLE DES MATIÈRES